趁你还记得

认知症非药物疗法与有效居家照护方案

伊佳奇
王培宁
/ 著

清华大学出版社
北京

内 容 简 介

父亲不幸罹患阿尔茨海默病的十二年，作者步履不停，积极深入认知症照护领域，以海纳百川的方式博采众长，广泛吸收众自专业和非专业的见解，实践总结出一套以"爱"为核心的有效整合照护体系。这套认知症非药物疗法对饱受认知症折磨的病患及其家属具有较为重要的指导和参考意义。

通过故事、知识和照护笔记的方式，作者想要帮助广大读者进一步总结和巩固认知症照护中的关键要素。本书可以作为广大家属、医护人员、日间照护以及养老机构相关人员的重要参考。

图书在版编目(CIP)数据

趁你还记得：认知症非药物疗法与有效居家照护方案/伊佳奇，王培宁著. —北京：清华大学出版社，2022.7

ISBN 978-7-302-60200-2

Ⅰ. ①趁… Ⅱ. ①伊… ②王… Ⅲ. ①阿尔茨海默病—治疗 ②阿尔茨海默病—护理 Ⅳ. ①R749.1 ②R473.74

中国版本图书馆 CIP 数据核字(2022)第 031425 号

责任编辑： 文开琪
封面设计： 李　坤
责任校对： 周剑云
责任印制： 杨　艳
出版发行： 清华大学出版社
　　　　　网　　　址：http://www.tup.com.cn, http://www.wqbook.com
　　　　　地　　　址：北京清华大学学研大厦 A 座　　　邮　　编：100084
　　　　　社 总 机：010-83470000　　　　　　　　　　邮　　购：010-62786544
　　　　　投稿与读者服务：010-62776969, c-service@tup.tsinghua.edu.cn
　　　　　质量反馈：010-62772015, zhiliang@tup.tsinghua.edu.cn
印 装 者： 三河市东方印刷有限公司
经　　销： 全国新华书店
开　　本： 148mm×210mm　　**印　张：** 10.125　　**插页：** 3　　**字　数：** 278 千字
　　　　　(附赠全彩认知症整合照护体系表)
版　　次： 2022 年 8 月第 1 版　　　　　　　**印　次：** 2022 年 8 月第 1 次印刷
定　　价： 59.00 元

产品编号：095301-01

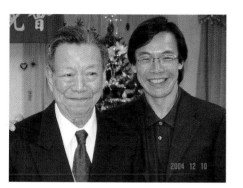
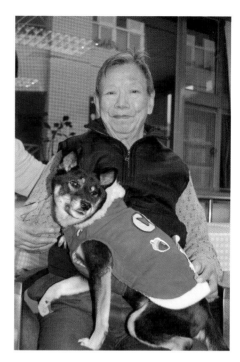
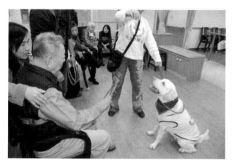
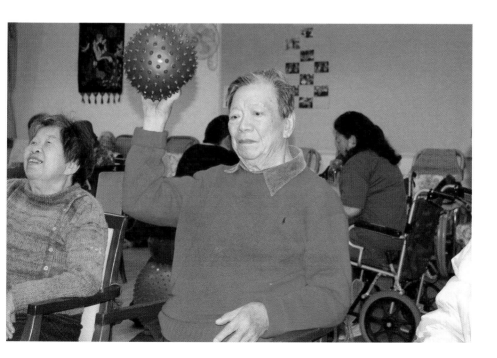

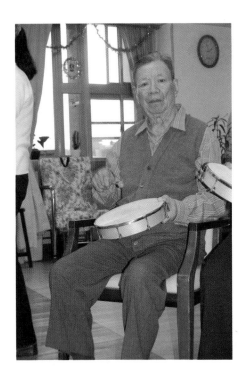
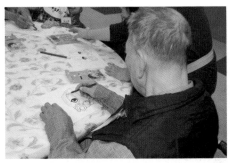
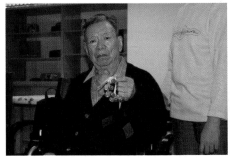
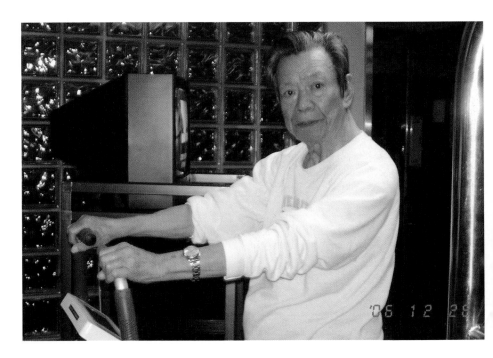

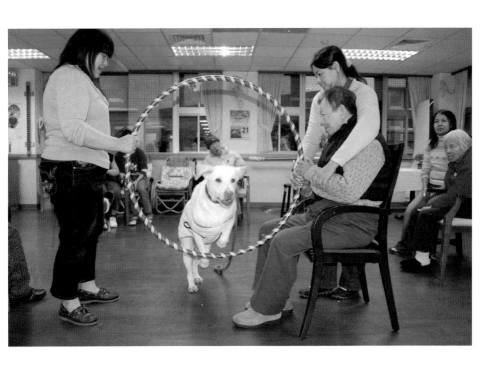

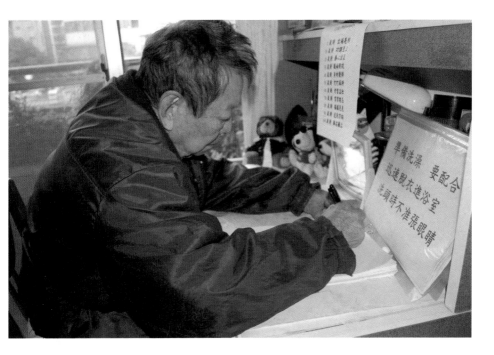

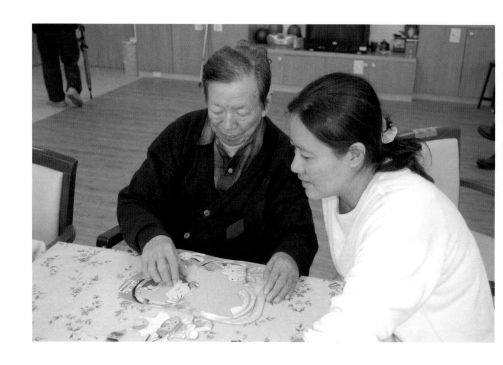

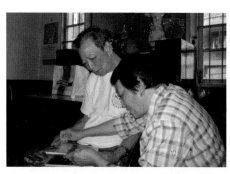

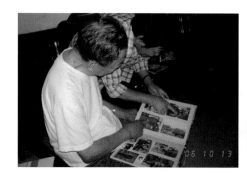

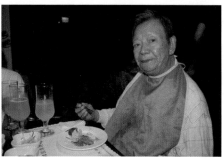

趁你还记得

认知症非药物疗法与有效居家照护方案

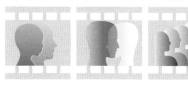

推荐序 1

聪明的照护者

王华丽

一口气读完《趁你还记得》，非常感动。

伊先生在照顾患有认知障碍的父亲的过程中，面临窘境时变压力为动力，主动学习和寻求资源，并将所学所悟应用到日常照护中。全文以积极的视角看待照护过程，把有效沟通策略、认知激活技术、行为管理技巧、营养与运动方式、安全监管措施等巧妙融合在各种照护场景中，给读者一种很强的代入感。

照护并非总是付出，在这一过程中，如伊先生所言，（他）有了更多时间和机会去重新认识自己的父亲，了解父亲的人生经历，体会父亲的内心世界，父子不仅仅是血缘关系，更是代际间情感纽带的象征。细细品味，整本书中都洋溢着伊先生在照护过程中的自豪感和成就感。用如此翔实的文字和细腻的语言记录并分享自己的照护实践，也是伊先生的睿智之处！相信越来越多的读者能从中得到启发，融感情、智慧、创造力于一体，成为聪明的照护者。

推荐序 2

个体化的全病程诊治与照护方向在哪里

李霞

上海疫情渐趋稳定的这些天，我和同事们忙到飞起。

封控期间，不少有认知障碍的老年人由于固有的生活发生变化而出现了紧张、易怒或者不吃饭、不睡眠等行为问题，封控一结束，就被疲惫不堪的家人或机构照料者带到了门诊，来看我们这些老年精神心理科。

有不少认知障碍的老人，已经达到入院标准，需要安排入院治疗，因此，我们的门诊和病房都格外地忙碌。

在医疗的流程中，有一件工作我们一直不敢忽略。那就是和认知障碍家属的"家庭访谈"。在拿到伊佳奇老师的书《趁你还记得》时，我正在病房和医护团队开会，讨论如何更好地给每位入院老人的家人开展家庭访谈。

家庭访谈会耗费医护人员大量的时间，目标是让医护人员更了解病人的特点，同时也了解病人亲属在照护病人时遇到了哪些困难与困惑，从而在此基础上为病人制定更合理的药物治疗方案与非药物干预方案。更重要的是，我们希望通过家庭访谈来让病人亲属理解认知症，理解当下和未来可能要面临的问题与抉择。

总的来说，我们希望医护与亲属能够在病人封闭式住院期间达成联盟，为病人的现在和今后寻找个体化的全病程诊治与照护方向。要做到这一点，非常不容易，需要病人赖以生存的亲属们理解疾病、理解病人甚至理解自己。

因此，我们医护人员会定期讨论如何更好地与某个病人的家人进行访谈，在时常出现的挫败中相互支持。

因此，当我翻阅《趁你还记得》这本书时，心里是有被震撼到的。这些年来，我遇到过不少用心的认知障碍家属，有智慧的家属也不少。但这么用心学习和总结认知障碍的医学知识，还能把自己 12 年照护实践经验写出来，却是我职业生涯中遇到的第一位家属。

12 年，伊佳奇老师的父亲从脾气变坏的轻度认知障碍、到忘记刚发生不久的事情、后来忘记了基本生活技能……一直到终末期。记录得非常详细。重要的是，疾病过程中老人的尊严与依赖，家庭照护者的苦恼与欣慰，展现得让人动容。伊佳奇老师把点点滴滴的照护经验都总结起来，包括与医师面诊前要准备的资料清单，需要居家护理人员、日间康复和养老机构提供的支持，家属获得这些支持的过程中需要承担和关注的内容，都写得很详细。

对此，我这位与认知障碍病人工作了 20 年的医师，也自叹不如。我想，有伊佳奇老师来指导我们医护团队开展家庭访谈，一定会事半功倍的吧！我们医护团队多年的努力，也正是希望"培养"出用心同时会利用现有资源的家属。只有这样，亲属和医疗、照护团队才能联手，不再一边倒，片面地看待认知障碍。

　　不能总认为认知障碍是黑暗甚至绝望的疾病。患病的老人仍然有很多的可能，哪怕真的是不可逆转，夕阳西下的过程中，也可以乐乐呵呵地忘记世界。在家人与专业队伍的联盟下，他们依然可以安宁和幸福地度过晚年。

　　最后，向各位迷茫中探索的认知症家属、机构照护者和愿意在这个领域探索的同道们推荐《趁你还记得》！

推荐序 3

记得

张艾嘉

　　"我要记得，一定要记得，在我忘记以前。"

　　十年前，我写下了上面这些话。

　　随着医疗的发达，人口老龄化加剧，社会变化日新月异，越来越多的人时刻面临着压力和不安，认知症俨然不再是老年人的"专利"。5%的患者是在六十五岁以下，所以能够尽早发现和接受治疗很重要，但更重要的是可以寻求到针对认知症的知识、协助和照顾方式，就如生病求医一样，有了认知和方法，至少可以避免突然袭来的恐惧和慌乱。伊佳奇《趁你还记得》这本书中的内容给予更多正确的态度，也呼吁大众对此症不可漠视。在社会资源不足的情况下，《趁你还记得》是对认知症家庭很有用的一本书。

　　人生本来就分为不同的阶段，我们中国人常说的返老还童，一点儿也没有轻视或羞耻感。认知障碍和智力年龄有关，许多症状也有相似之处，照顾老人家其实和照顾婴幼儿也有相似的方法，只是婴儿是由零开始往上加，而认知症是减退，在减退当中。如果能替患者安排好新的生活方式，再加上正确的医疗和照顾，大家才能共同踏入一个新的阶段。

　　记得和失忆，相比之下，哪种更幸福呢？患者和照护者，哪一个更辛苦呢？真是难说。伊佳奇的这本书包含笔记加日记，易看，易懂，但难做。如果没有他们夫妻二人的孝心、耐心、用心和同心，伊老先生无法享受到一个认知症患者的幸福晚年。更难得的是作者详细的记录，从轻度到重症，每一段过程的转变，他们一直在寻找最适合父亲并能够让他快乐生活的方法，字里行间透露出来的信息实在是难能可贵。

最近，友人说检查眼睛可以提早查出是否可能患有认知症。即使医学先进，要每天照顾失忆患者也不是单靠药物来解决的，这绝对是贴身贴心的工作，而伊佳奇先生这本《趁你还记得》最重要的核心是，所有非药物生活的基础是"爱"。

认知症不再只是电影中的桥段，它越来越贴近我们的生活，可能是朋友，可能是家人，也可能是自己。无论站在哪一个位置上，都不要忽视，不要害怕。十年前，我和朋友一起写下如下几句话：

忘了你不该说的话，记得你忘了我的错。

忘了不该记的事，记得不该忘记的事。

我要记得，一定要记得。

在我忘记以前，

如果我忘了，请记得给我一个温暖的拥抱。

谢谢伊佳奇先生和他的太太王端（我的小学同学），这本书恰恰就是一个最温暖的拥抱。

推荐序 4

当家人得了认知症，我们要如何应对

刘秀枝

在我三十多年的行医生涯中，每位患者都是我的老师，他们的病痛，帮助我成长，让我积累了经验，其中有些患者让我特别印象深刻，伊爵升先生就是其中之一。

伊老先生在 2000 年由其夫人陪同前来就诊，被诊断为轻度认知障碍，刚好是我有兴趣的研究题目，伊老先生对医护人员很客气，对安排的各种追踪检查都非常配合。后来，伊老夫人因病于 2004 年往生，儿子伊佳奇先生和太太搬回家与父亲同住，后来甚至辞掉工作，专心照顾已转变为轻度阿尔茨海默病的父亲。伊先生对父亲观察入微，呵护有加，每次来看门诊的时候，都会将父亲的状况和父子之间的互动讲给我听，包括被路人误以为是在欺负年迈的父亲而找警察的事件，让我体会到家属在处理认知症长者的精神行为上所承受的压力和无奈。再后来，伊家父子俩及伊家儿媳还出席了我 2007 年的退休茶会，这让我非常感动。

当时，只觉得伊佳奇先生非常用心，后来读了他的大作《医生无法教你的认知症有效疗法》，才知道他是如此全心全力地照顾他的父亲，同时广泛阅读，到处上课，深入了解认知症，并把推广认知症病患的照护作为自己的使命，这让我非常敬佩，也让我回忆起当年行医的点滴，尤其是在读到我为伊老先生写的纸条"每天要去上学"这一部分内容时，更是感触很深。

　　伊先生在本书中从个人亲身经历出发，分享了照顾认知症长者的技巧，同时，针对非药物疗法以及如何寻求社会资源等，都有非常实用的建议，是一本值得阅读和参考的好书。

自序 1

从"我的悔过书"到"认知症跨领域整合照护"

伊佳奇

曾经听过这句话:"照护过认知症长辈,才知道什么是人生!"

亲自照护认知症父亲从轻度认知障碍到极重度的十二年,我才真正体会到什么是人生,其中的酸甜苦辣、无助、无奈、挫折、欢笑,是无法从神经医学、老年医学、老年护理、精神护理、康复治疗①(包括作业治疗和物理治疗)、口腔医学、营养学等课程或书本中学到的,但学习这些知识与技能却帮助我在面对挫折时,整体上思考如何解决认知症患者照护上的困境,因为知识是解决问题的工具。

过去几年,近千场的演讲与授课,往返于两岸三地和美国东西海岸,在帮助许多认知症专业人员、照护者及家庭的过程中,我深刻地感受到他们的辛苦与求知欲,也体会到认知症照护必须从医疗融入社会科学与行为科学,不仅要认识疾病和症状,更要认识"人",也就是将"病人"这两个字拆开来看,"病"以医学知识来诊断,"人"则从成长过程、家庭、现存能力及个性等来看,两者不可或缺,认知症照护是非常个性化的,因为世界上很少有两个人是一模一样的,即使是双胞胎。

---

① 编注:包括作业治疗和物理治疗,前者指运用有针对性的、选定的活动来对身体、精神或发育方面有功能障碍或残疾造成的丧失生活自理能力或劳动能力的患者进行评价、治疗和训练。后者是指使患者从疾病或损伤中康复。

"西方医学之父"希波克拉底（生于约公元前 460 年）指出，医疗并非无所不能，

"有时，去治愈；常常，去帮助；总是，去安慰。"
(To cute sometimes, to relieve often, to comfort always.)

眼前的疫情，尚无药物可完全预防病毒，只好退而求其次，注射疫苗再加上非药物生活方式，例如戴口罩、勤洗手、消毒、减少进出公众场所、保持社交距离、增加营养与运动以提升免疫力。认知症照护不正是如此吗？将非药物生活方式融入日常生活中，以达到稳定情绪、降低精神行为症状和减缓认知退化的目的。

就这样，我以讲故事的方式来介绍系统化、跨领域的认知症整合照护知识与技能。有些人看到我照护父亲的故事，会说很感人。也有人表示，说我很孝顺。

坦白说，我不敢以孝子自居，我只是没有选择逃避而已，在挑战面前，我愿意选择去面对，所以我以"我的悔过书"作为自序，分享我在面对医疗尚无法解决的认知症照护时是如何结合医疗照护与生活照护的，希望通过自己亲身经历的痛苦与挫折后的学习心得来帮助当前正在照护认知退化病患的人，为他们减轻不必要的挫败感，提升照护与家庭生活的质量。

作为一本认知症照护的书，这本书为什么很受欢迎呢？

我想，可能是因为从故事带入专业知识及照护技能，从故事带入操作方式与理论基础，从故事融入较新的照护理念与方

法，从故事带入属于文化范畴的实务操作，从故事中学习到非药物生活方式如何融入日常生活中。更重要的是，书中提供了较新的认知症照护信息，经过具体本地化场景的转换，让读者自己去思考与选择，规划出最合适的照护计划与方式。

例如芳香疗法，西方的精油对应于中草药，后者属于传统医学，具有疗效，属于中国人的记忆。近代发展起来的芳香疗法除了发挥传统疗效，还利用精油和蜡烛等气味来唤起长者的深层记忆。在中国文化中，可转换为长者熟悉的樟脑丸、端午节的艾草甚至小时候吃过的臭豆腐等，重点是以嗅觉、视觉帮助记忆功能唤起深层记忆与远期记忆，使长者依稀还记得一些往事。如果拘泥于西方文化的精油、蜡烛等气味，那么显然无助于我们的长辈。

本书大多数小节基本都归纳有"照护笔记"和"认知症知识"，旨在帮助没有经验的照护者精准定位到问题和照护重点，协助专业人员考虑到照护者的需求，让医务人员知道认知症长者及家属的困境，让广大的民众认识老龄化社会无法逃避的脑神经退化性综合征，了解认知症，从而帮助自己及家人建立健康的生活方式，远离认知症，或作为认知症的友善支持者和友好使者，为认知症家庭及照护者提供帮助。

有更多的人认识认知症，认知症长者才能够得到支持和协助，继续正常地生活在家庭与小区中，即使他们的认知功能已经缺损，无法像过去一样独立。因为在老龄化社会发展过程中，谁也无法保证自己将来不会出现认知功能缺损，成为认知症患者。助人者，人恒助之。爱人者，人恒爱之。

多年来，我一直在向国内认知症领域的许多先行者学习。比如，首都医科大学宣武医院神经疾病高创中心贾建平教授研究团队，他们以流行病学对中国认知症的研究调查成果，让我了解到认知症照护在国内的现状与未来努力的方向，还有北京大学第六医院记忆障碍诊疗与研究中心的王华丽教授团队和上海交通大学医学院附属精神卫生中心的李霞教授团队等。此外，我还从临床研究的成果、家属教育支持团体的付出中了解到更多国内临床及照护的现状，并且亲自前往上海、杭州和青岛等地授课与演讲，接触第一线照护者，深入了解机构护理员、管理者及家庭照护者的需求与困境。

《趁你还记得》这本书旨在帮助大家走进认知症长者的世界。唯有走进认知症长者世界，我们才能与他们生活在一起。要走进他们的世界，必须先认清什么是认知功能并且想方设法总是去安慰，常常去帮助，有时去治愈，让他们克服挫败感，走出抑郁，提升照护及生活质量！

认知症跨领域整合照护的重要性

跨领域的认知症整合照护是从神经医学、高龄医学、高龄护理、精神护理、口腔学、营养学、康复治疗——包括作业治疗和物理治疗、老人心理学、老人社会学、社工学、团体动力学、文化人类学、环境设计等知识与技能，除了看长者的疾病与症状，从医学鉴别诊断工具上了解长者认知功能退化的实际情况，更要从关心人的角度来了解他，了解社会与文化的脉络，规划及照护长者的生活方式。

　　认知症是脑部退化性综合征，在医疗上常求诊于神经内科，有的也向精神科求诊，寻求医疗的协助，从确诊、用药、多重共病会诊或转诊等，但医疗所扮演的角色及占据每天生活的比例或时间，都比生活照护来得轻，认知症照护是以生活照护为主，医疗照护为辅，同时又需要走出医学，以跨领域方式去研究与思考。

　　学习与了解长者所缺损的认知功能与生活能力之间的关系，才能知道他有哪些生活能力无法独立执行，在照护需要给予哪些方面的协助、支持和鼓励，才能规划出生活照护上的计划与重点。只有掌握长者所缺损的认知功能与生活能力无法执行间的关系，才不会要求长者退化后仍然采取之前正常的行为模式，也不会认为他以前明明就会，现在为什么不会？他是故意的？还是在找我麻烦？最后导致对长者的不满，甚至出现冲突。

　　电影《困在时间里的父亲》中，导演选择从阿尔茨海默病患者的眼光来看世界，就是出于这个原因。电影中，以父亲的视角来看待生活中的日常，是认知功能严重缺损的视角，包括短期记忆、现实导向以及方向感等在内的功能已经失常，因此看待世界的方式自然有其不一样的逻辑。

　　认知功能正常的人很难理解认知功能缺损者的世界，电影《困在时间里的父亲》希望观众能了解认知功能缺损者是如何看世界的，从而尝试着去接受、包容他们，提升照护质量，否则两条并行线走下去，会挫折与冲突不断。正如电影中，女儿认为父亲所言是错误的，不是事实，因为他们两人的视野与生活在不同的世界里。

跨领域认知症整合照护，是指跨出医疗走向"以人为本"的照护。如果是"以人为本"的照护，就必须先客观地看"人"，这个"人"是谁？这个"人"有何特色？这个"人"喜欢或讨厌什么？这个"人"过去是在何种文化及亚文化下成长的？这个"人"拥有什么样的价值观？这个"人"教育背景如何？换言之，先研究和了解这个"人"，不是只看他罹患哪些病以及出现哪些症状。

经常有人问我："伊教授，是否为我们建立一个认知症日本模式、美国模式、澳大利亚模式或北欧模式等？"

我都这样回答："我们应该学习不同国家的认知症照护核心价值，将它们的照护理念与核心价值内化后，建立我们自己的照护模式。""上海模式""北京模式""青岛模式""苏州模式""广州模式""重庆模式"等都是可以的，因为不同区域均有其文化特色，如果我们要"以人为本"的照护，就必须重视地域文化，不是一味地抄袭外地人的照护方式。

认知症"以人为本"的跨领域整合照护，是将每一位长者视为独立的个体，除神经医学、高龄医学，还得从行为科学、社会科学等领域去分析与研究，因为一个"人"的成长是持续性的，虽然在神经医学上，认知功能缺损，丧失短期记忆、方向感、现实导向等功能，但这个"人"现在的言行仍与他过去的生命史息息相关。

电影《困在时间里的父亲》中，父亲以为自己刚刚看到的是小女儿，但现实世界里，小女儿已经往生多年。父亲并没有告诉大女儿，他刚刚看到的是儿子并与儿子说过话，因为在他的生命史中，并没有儿子，过去的记忆既然没有儿子，功能缺损后，自然编不出和儿子有关的剧本或台词。认知症照护必须跨越出医学领域，走进"人"的世界。

在全球尚未研发出可治愈认知症的药物之前，老龄化程度较高且认知症患者人数不断增长的国家，例如中国、美国、日本、荷兰和英国等，一方面鼓励药厂持续研发药物，另一方面面对认知症患者家庭，纷纷提出"共生""友善社区""与认知症生活在一起"等策略，以提供生活照护上的支持，以跨领域整合照护服务为主来帮助患者家庭。

认知症"以人为本"的跨领域整合照护服务，在于每个患者都是独立个体，有其生命史、疾病类型、病程阶段、现存能力、个性、家庭关系、生理、心理、共病、多重用药、居家环境、经济、教育等条件或背景。即使生活在同一种文化之下，也很少有人是一模一样的，自然需要量身定制，但跨领域整合服务知识与技能的训练严重不足，相关的医学及护理教育欠缺，更不能要求医生或护士了。

在《照护》一书①中，哈佛大学医学院精神医学与医疗人类学教授凯博文在其学习及教学过程从未察觉，直到自己开始照护罹患阿尔茨海默病的妻子，才意识到照护涵盖的领域相当广，远远超出了医学的范畴，不时让他感到气馁，明确指出美

---

① 简体中文版《照护》出版于 2020 年 11 月，译者姚灏。

国医学教育也未能提供认知症照护上所需要的知识与训练。

其中有一段文字清楚地说明，若要落实以人为本的照护，除了要有人文关怀以外，还必须有敏锐的观察与响应，这是关键所在。书中是这样叙述的：

> "照护以关系为中心，给予照护和接受照护是一种分享礼物的过程，在这个过程中，我们给予并接受关心、肯定、实质的协助、情感上的支持、道德上的团结一致以及持续不变的生命的意义，一份复杂而不完整的意义。照护是行动、实践和表现在各种不同状况与情境下，针对他人与我们自身需要而持续出现的反应。照护是陪伴某人度过惊慌与伤痛的经历，它是协助、保护以及避免深陷困境的一种举措。"

认知症本身涉及认知功能的逐渐退化，自然属于神经医学的领域。不同类型的认知症根据脑部功能缺损程度不同来判断，脑部的功能又影响到生活的自理能力。如果家属无法从医师确诊过程中得到这方面知识，也无法从长期护理保险评估过程得到协助，那么家属只能摸着石头过河，只能瞎子摸象一般，跌跌撞撞地进行照护。

更何况，个人的病程状况均不同，医疗若无法事前教导家属，让家属从照护过程中去领悟，此时往往又是病程进展到了下一个阶段，让家属悔不当初，永远生活在懊恼与痛苦中。

同样是认知症，阿尔茨海默病患者的认知症以记忆功能缺损为主，先缺损的是短期记忆，并非所有记忆立即消失，他们仍然有长期记忆，即使短期记忆先受损，但只要是患者所关心的事务，他会特别"用心"去记，家属若无法理解此现象，容易认为认知症长者是故意捣蛋，有时候记得，有时候却"故意"不记得，更不懂得如何协助长者用哪些方法或工具来"记住"重要的信息。

同时，95%的认知症患者都是六十五岁以上的长者，高龄者容易出现多重共病、多重用药、甚至跌倒、肌肉减少症、衰弱等问题，这正是高龄医学所关注的领域。到中重度阶段，身体照护程度越来越高，清洁、移位、翻身、吞咽、口腔卫生、营养维持等，均是高龄护理、口腔护理、营养学等的领域，这方面的学习与练习是必要的。

将非药物生活方式融入长者的日常生活作息当中，维持长者的肢体功能，及早提供环境无障碍空间规划，提供安全的生活环境，都有康复治疗、环境设计等意义。

常见的精神行为症状，除了因为认知功能缺损而影响到长者记忆、语言、辨识、判断、方向感、现实导向等能力以外，还有更重要的长者的心理状态，原有认知功能缺损可能使长者心生恐惧与不安，再加上环境变化、外界刺激、照护不当等因素，往往会使认知症长者出现精神行为症状。倘若能学习老人心理学及老人社会学，自然能掌握长者可能的改变，避免或降低精神行为症状，让生活维持常态。

无论医学、护理或是社会科学的知识，都是围绕着人而存在的，要解决人的困扰，提升生活的质量。倘若真正落实"以人为本"的认知症照护，就要提供跨领域整合照护的服务，要训练社工或医疗专业人员，让他们能提供个性化量身定制的照护计划，而不再只是服务者导向的照护计划。否则，认知症照护仍然会原地踏步，永远停留于口头上的"以人为本"。

自序 2

认知症的照护不再手足无措，了解他/她，陪伴他/她

王培宁

认知症是一个从诊断、治疗到照护都充满挑战的疾病，每次在和家属或照护人员上课时，我总喜欢先问学员们："你们觉得照顾认知症患者和照顾失能者有什么不同的地方？"其实大部分人是答不出来的，或者只回答说认知症的患者比较乱，比较不听话，很难照顾。如果你不知道认知患者的照顾在本质上和照顾失能者有什么不同，那么在认知症照顾的这条路上，肯定会充满挫折，手忙脚乱。

照顾认知症患者时，你所遇到的不只是患者记忆力不好的问题，而是整个认知功能改变的困境。以忘记服药这件事来举例，若患者只是单纯的记忆减退，没有其他认知方面的问题，则在照顾上很简单，只需要设定好时间，在应该吃药的时候，提醒患者，把药拿给他，确定他确实服下药物就行了。但实际状况并非如此，当你拿药给患者时，他可能会说："我已经吃过了，为什么要再吃一次？"或者"我生病了吗？我生的是什么病？我为什么要吃药？"甚至"我人好好的，根本没有病，你为什么要拿药给我？是不是想害我？"照护者必须能够面对和解决这些问题。

认知症的照护面临着许多诸如此类的挑战，正在照护路上的你可能会问这些问题没有办法用药物来解决吗？难道医生就

不能开些药让他比较听话吗？大部分人一开始时都无法理解，药物并非万能的，药物有作用，但也有副作用。治疗阿尔茨海默病的药物，不仅没有办法治愈这个疾病，也没有办法就让这个疾病停在原处不再退化。对患者这些行为症状治疗的效果也极其有限。而照护者所期待的，是用一些镇定或者抗精神的药物来使患者表面上变乖，事实上却是认知减退，变迟钝了。

　　我常常跟照护者说，患者之所以会做这些事情，会这样胡思乱想，是因为他的大脑还在活动，还愿意活动，只是有些不受控制而已。而药物的作用则是降低大脑的活动，使其不再那么活跃，看起来患者变乖了，不过也变迟钝了。我们期待这些所谓的镇定或情绪控制类的药，只是在帮助照护者争取一些时间，等到照护压力减轻一些之后，思考出对策，再考虑要不要减药。在门诊中，最开心的事莫过于听到家属说："医师，调整情绪的药可以不用开了，我知道要如何照顾，安排活动，给他一些事情做。如果不去一直纠正他，就不会一直生气吵架了！"

　　《趁你还记得》这本书的内容除了让大家了解认知症的基本概念以外，最大的特色是使用了非常多的实例，作者希望能给大家提供一些帮助和想法，让大家了解如何面对和处理这些最让照护者感到困扰的精神及行为症状。很多时候，只是一个照顾上的转念，就可以让大家在日常照顾中不再充满冲突。例如，"为什么他每次都说谎，明明做了那件事却不承认！"其实，通常他是真的忘记了，并不是故意说没做。即使真的又想起来有些模糊的印象，但自己也觉得不好意思承认，我们正常人自己不也常常如此吗？

认知症行为问题照护的原则，并不是如何改变患者，让他们不再那样做，而是思考用哪些方式来帮助患者减少这些行为的发生，在日常生活和环境设施上有一些改变，也许就能达到比服药还好的效果。就"游走"这个问题来说，很多家属因为担心患者会走失，会跌倒，所以就想办法限制他的行动。常见的场景就是"叫你不要自己走，怎么又不听了，又撞到东西了""叫你好好坐着看电视，怎么都不听话，家里又被你弄得一团糟。"可是，如果能够安排一个安全的游走环境，患者怎么走都不会走失，也不会撞到危险物品，甚至在游走的路径上，安排他感兴趣的事物，这样不是皆大欢喜吗？

每个患者的生活经历不同，也使每个患者脑中所想、心中所感受以及手中所做出的行为都有些不同。所以，了解认知者的人生故事对照护上有极大的帮助，很多时候，唯有在了解患者的过往之后，才知道为什么患者这么讨厌这个，那么害怕那个。所以，在这篇序的标题中，我用的是了解"他/她"，而不是了解"它"，希望大家努力的方向，不只停留于了解认知症这个病症，也要了解你要照护的这个人，这样才能对患者做出最合适的照顾。了解他/她之后，还要陪伴他/她，陪伴长辈去做你希望他能做的事，而非只有规定和命令，不仅可以更了解你要照护的长辈，更容易完成你想要他执行的事务，给予他/她照护上不可或缺的关怀和温暖。

期待本书的内容能够让大家在认知症照护上因认识而有所转念，在照护长者的路上不再手足无措！

目　录

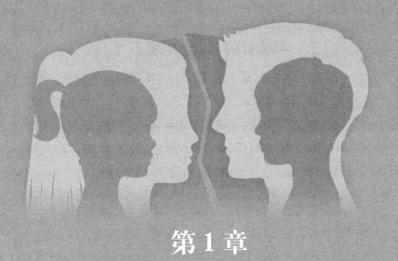

第 1 章

他不重，他是我父亲
艰难而必须做的决定

我强壮的父亲，生病了

两位警察荷枪实弹地冲入家中，大声地问："匪徒在哪儿？"父亲急促地回应："我儿子谋财害命，要杀我！要抢我的财产！警察！救命啊！"电影中经常出现的警察冲进民宅试图制服匪徒的画面，此刻就在我的家里真实上演。

我无奈地请其中一位警察先陪着父亲在客厅坐下来休息，让他了解报案人的说辞；再请另一位警察来到后面的饭厅，拿出医院所开立的父亲患有轻度阿尔茨海默病的诊断证明书，并拿出说明"认知症"患者精神行为症状的书籍及文章，让警察了解"被迫害妄想""焦虑""不安全感""猜疑""部分近期记忆消失"等是这一类患者的精神行为症状。

警察听完我的说明，也查看完我所提供的数据后，再问父亲发生了什么事，父亲只是反反复复地说："我儿子要杀我！要抢我的财产！"他指着一堆整理出来打算丢掉的瓶瓶罐罐，一再地表示："我儿子打我。"警察则说："你儿子比你年轻壮硕，如果他打你，你身上一定会有伤痕的！"

这时，警察原本放在腰际枪套上的手，开始轻松放下，用平缓的语气对父亲说："老先生，你儿子是在照顾你，不会害你的。你放心，我们会保护你的，你儿子不敢对你不好。"警察耐心地与父亲沟通之后，父亲的情绪才逐渐平静下来。警察再三向他保证会保护他的安危之后才离开我家。我有苦难言，只能眼泪往肚子吞。父亲自 2004 年被医生确诊为轻度阿尔茨海默病之后，这样的戏码一再上演，生为人子，我还能说什么？

自从母亲过世后，我不得不辞去工作，放弃个人生活，搬回父母的家，担负起照护父亲生活与健康的责任。开始每周陪八十二岁高龄的他到医院去看不同科室的医生，从头到脚分别有认知症的神经内科、白内障的眼科、高血压的心脏科、胆结石的外科（或叫肝胆外科、普外科）、肾水肿的肾脏科、便秘的肠胃科及和脚气相关的皮肤科，几乎天天到医院报到。重视他的饮食对健康的影响，还不忘记为他找营养师，询问如何根据他当前的健康状况来安排一日三餐的营养膳食。

认知症与其他慢性病一样，潜伏期与患病期都很长，疾病通常是在许多复杂因素交互影响下逐渐形成的。

让时光回到 1999 年。

那时，我和妻子经常利用周末回家。一方面因为父母过于节俭，在饮食方面营养不够，所以我们刻意采购大包装的牛肉，告诉母亲，我想吃她亲手做的红烧牛肉。事实上，我们只是在家里吃一顿，剩下的足够他们吃一周。另一方面，陪他们打麻将。因为父亲脾气不好，所以为了躲开他，母亲经常出门找朋友打麻将，把父亲一个人留在家，我们希望如果我们回家陪他们打麻将，母亲就可以留在家里，不去朋友家玩儿。

但是，有一次在打麻将时，父亲突然说，有小偷从前面进来了。我的听觉很敏锐，不认为会有小偷登堂入室，所以以为是父亲在开玩笑。再说了，父母亲一向节俭，家里也没有什么值钱的物品。于是，我就半开玩笑地对他说："别怕，我们家最值钱的是你，有我们保护你，前面的就让他偷，反正也没有啥值钱的东西。"当然，父亲是显得有些不高兴，但在我们提醒他注意吃牌或碰牌的情境下，再也没有提起小偷进家的事。

那次事件之后，接下来的每个周末，我们陪他打麻将的时候，他几乎都会说上那么一两回。当时，我们夫妻俩都不以为然，也根本不知道什么是认知症。直到有一天，我开车接一位球友一起打篮球，他当时在台北荣民总医院神经外科工作。路上，我将父亲的这个情形描述给他听。没想到，他立即表示："你要赶快带令尊到台北荣民总医院神经内科看刘秀枝主任，这种现象很有可能是认知症。"

我与妻子听到这番话，都很震惊，平常的确听人说起认知症，但觉得距离我们很遥远，没想到突然就来到我们身边。当天回到家后，我马上就上网为父亲挂号。

随后，陪同父亲到医院看病，经过医生的问诊及心理测验、核磁共振成像等检查。刘主任告诉我们，父亲是轻度认知障碍，然后为他开了药。我们将父亲送回家后，回到自己家中上网查什么是轻度认知障碍以及它和认知症有什么关系。经过一番了解，才知道这个阶段已经是认知症前期，如果生活照护得好，比如多做脑部和肢体活动，适当参加社交活动，就可以延缓发展到认知症。临床研究表明，每年有 10% 至 15% 的轻度认知障碍患者会发展成为认知症患者。

周末回到父母家后，我向他们解释如何通过改善生活方式来延缓疾病的发展，但他们似乎根本不上心。一方面，他们不了解什么是认知症。在他们的认知中，有了发烧、疼痛或外伤等症状，才是病。认知症并没有他们认知中的"症状"，他们自然也就不在意。另一方面，父亲脾气暴躁，会骂人甚至打人。母亲为了躲着他，每天总是找理由出门，经常去朋友家打麻将，通过这种方式来消磨时间。父亲一个人留在家里，难免疑心母亲要抛弃他。

这种状况毫无改善，我们每次回家，能劝的都劝了，但他们就是没有任何改变的意愿。我们还发现，刘秀枝主任开的药，父亲根本就不吃。我们问他为什么不吃医生开的药，他竟然生气地表示："没生病，吃什么药？你是在咒我啊！"

每次都弄得很不愉快。我也很明白，就因为我是他们的儿子，儿子怎么可以叫父母怎么做呢？从来都只有我们听他们的份儿，他们永远是对的，不管事实真相如何。

我只好退而求其次，去找我的高中同学，他是台北荣民总医院的医生，请他调出我父母亲的病历，整体评估一下他们的健康状况。他表示，我母亲的风险比父亲高，长期高血压而造成左心室肥大，要留意心肌梗塞。父亲除了轻度认知障碍，身体其他的功能还算稳定。

了解到这个情况后，我就赶紧回到父母家问母亲有没有去看心脏科。她说看了，是去看高血压。等我再去看她的药袋，竟然和父亲一样，她也根本不吃那些药。我接着又问母亲，医生开的药怎么都不吃呢？她的回答又和父亲一样："没有不舒服，吃什么药！药吃多了不好。"

回到家，我难过得又一次掉眼泪，因为父母对疾病毫无"病识感"。他们都属于有军人背景的权威人格，作为他们的儿子，我的劝说完全没有效果。我一边流泪，一边告诉妻子，我无法以自己的力量去改变父母的现状，每次只会造成言语冲突。如果仍然无法改善，那么恐怕只有等到出状况，我们才可能介入，去帮助他们改善生活方式。

到了 2004 年，母亲因为心梗骤然离世，我与妻子搬回父母的家中照顾父亲。同时，我辞去所有工作，开始专心照护父亲的生活。

但是，母亲这样的悲剧本来是可以避免的，根本原因在于他们没有"病识感"。人生中的很多悲剧，往往就是因为如此无知而造成的。

照护笔记

❶ 中壮年子女如何劝说及照护父母？建议充分运用智慧和方法，再加上耐心与时间。临床研究，每年有10%至15%的轻度认知障碍患者会发展成为轻度认知症患者。换言之，减缓退化是有应对方法的，那就是建立健康、有规律的生活方式。

❷ 长者经常欠缺病识感，子女可以用故事和新闻来辅助解释。所谓的病识感，是指患者对自己所患疾病的认识及接受程度。在认知功能已经受损的患者身上，因为脑部认知功能已经受到疾病的影响，所以不容易正确察觉或判断自己的病情。

认知症知识

　　以下为北京大学第六医院认知障碍及认知症系统评估与诊治流程。如有变化，请以医院最新信息为准。

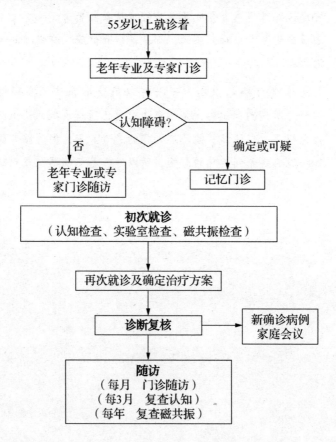

不想放手，亲自照护

当医生确诊父亲有阿尔茨海默病时，我以研究学问的态度与方式，去认识它、接受它、面对它，因为他是我的父亲。

母亲过世，妹妹由温哥华返回台北奔丧，我希望我们能够共同了解这个病症，能够携手共同照护，但她不接受医生的诊断结果，还表示，父亲是正常的。她不愿意去了解认知症，甚至认为我与医生串通，以父亲罹患认知症为由，想要搬回父母家住。

那一刻，我知道只能靠自己为父亲规划新生活，为他建立规律化的生活。就这样，我选择了离开职场，参加各种与认知症相关的训练、研讨会，规划并陪伴父亲参加非药物生活方式的活动，安排他到日间照护中心，让他参与团体活动。为了稳固深层记忆，数度陪伴父亲返乡探亲与扫墓，以怀旧等非药物生活方式的活动帮助父亲，转移他对母亲的思念，稳定他的情绪，帮助他建立自信心。

我妹妹不承认父亲有认知症，也不愿意接受专家客观的意见，似乎觉得认知症是一种见不得人、羞于说出口的病。想要共同建立照护体系，但家人如果一再争论，就只有冲突不断，对如何照护父亲毫无帮助。

类似的情形和电影《萨维奇一家》①中的剧情一样。兄妹俩对认知症的理解有分歧，对父亲的照护方式有不同的认识，对人生的最后一程有不同的期望。

在影片中，兄妹俩的父亲行为异常，比如用自己的粪便在镜子上写写涂涂，搞不清楚子女的职业，甚至不记得当天的日期。经过医生的检查，被确诊为认知症。哥哥菲利普是纽约州立大学水牛城校区的教授。他主动去了解认知症，在水牛城寻求照护认知症患者的养老机构，以便可以就近探望。妹妹劳拉却希望找一个环境较优雅但不接受认知症住民的养老机构，想要刻意隐瞒父亲罹患认知症的事实。在遭到许多养老机构的拒绝后，兄妹之间终于爆发了冲突。

无论东西文化有何差异，类似的剧情都有可能发生，会使家庭成员在照护认知症长者方面发生冲突。

我的做法是，不再争辩，自己扛起照护责任。

我只有一个想法，父亲给了我生命，我回馈他十年或十五年的话，也只是占我人生中六分之一或者七分之一的时间，是值得而且是应该的。

---

① 编注：主演菲力普·塞莫尔·霍夫曼（1967—2014）是第 78 届奥斯卡最佳男主角奖得主，作品有《点球成金》《红龙》《碟中碟 3》《天才雷普利》《木兰花》《饥饿游戏》等。

我的父亲，他生我养我，从未要求过回报。我若继续发展自己的事业，会有更多的财富和更高的社会地位，但如果置自己的父亲于不顾，那生命的价值与人生的意义何在？

很多年前，我早就做好准备，提前做好了个人财务规划。我明白，如果我不照护父亲，是不会有人照护他的。我也考虑过送他去养老机构，但我与妻子去看过之后，不约而同地双双落泪。我们都知道，以父亲的个性及状况，送他去养老机构的话，一旦他出现精神行为症状，极有可能会被约束，到时候他一定会抗拒。如此恶性循环，后果将不堪设想。身为人子，我实在不忍心看到那种可能的结局。

现在回想起来，当年所做的决定是正确的。因为，在照护父亲的过程中，我重新认识了他，对人生有新的见解，也体会到什么是平凡中见伟大的父爱。同时，也因为照护罹患阿尔茨海默病的父亲，我才有机会集中精力去研究认知症。

说起来也有些讽刺，如果父亲没有患上认知症，母亲没有突然过世，我必然不会离开职场而选择专职照护父亲。为了协助他减缓认知退化，帮助他稳固深层记忆，我陪他返乡探亲，造访他过去成长、求学与居住过的环境。过去，我没有机会认识与了解父亲，我对他唯一的了解是，我的父亲是权威型人格。

原有记忆中的父亲在 1958 年从军中退役，但心里一直怀念军旅生涯，话里话外永远是抗日战争和淮海战役等，对我的教育永远是打骂，而不是理性的沟通。

还记得小时候过年，他给我买玩具枪，但也因他童心未泯，经常和我抢玩具枪玩儿。我如果不让他玩儿，他就用脚将玩具枪踩坏，这样谁也玩儿不到，以这样玉石俱焚的方式来教育我的任性。

小学时，我与同学到学校隔壁的游泳池游泳，只因为没有事先告诉他，刚回到家就被他当着客人的面一顿痛打，直接上的是棍子与皮带。

每当他事业不顺以酒浇愁的时候，我如果还敢和他顶嘴，立刻就能得到几巴掌或加上棍子或皮带"伺候"。

他经常收集所谓的"家法"，即各种藤条与棍子，如果这些都打断了，腰上皮带还可以拿出来继续"执行家法"。

父亲一方面要求我好好念书，另一方面却经常让母亲约朋友来家里打麻将。我念台北市立建国高级中学时，虽然学校附近就是家，我却只能在外面吃了晚饭后留在学校念书。念台湾大学时，每周七天都在学校上课与图书馆念书，就是不想回家见到他，经常都是在晚上十一点，等他睡了之后才回家。我们父子俩，最好抬头低头都不要打照面。

易怒、暴力、常喝酒与酒后满口粗话，是我对父亲原有的印象。我曾经告诉自己，最好早日和他撇清关系。不可否认，父亲在事业上虽然没有很大的成就，但能让他的家人丰衣足食，让我们兄妹俩念书没有后顾之忧。

想归想，但为了继续顺利完成学业，我也只好忍气吞声，忍耐他的坏脾气与暴力行为。

后来，我学成后回台湾教书，把留美期间打工赚到的几万美金，作为出国念书的所有费用还给了他，自以为从此不再欠他了，再也不用受他的气了。当时，他还告诉亲友，虽然我还的是等额的美金，但由于汇率浮动的原因，他给我的钱仍然比我还给他的钱多[①]。

随后二十年，我在外面工作和生活，基本上只顾埋头于自己的事业，尽量不与他接触，偶尔周末才回家探望他们。当时，我考虑到健康，将之前胖了半辈子的身体，从将近 200 斤减到 130 斤。回家探视父母时，母亲告诉我，父亲发现我瘦了，担心我是不是没钱吃饭了，所以想要拿钱给我。这个时候，我才开始领悟到什么是父爱，才开始试着运用所学的人格与行为的分析，重新了解我的父亲。

母亲过世后，我担负起照护他的责任。在他出现轻度认知症时，为了帮助他稳固远期的记忆及加强近期记忆，我陪他到

---

① 编注：1985 年，新台币兑换美元的汇率达到历史最高点，40.5 元台币兑换 1 美元，1 美元相当于当时的人民币 5.2 元。到后来，大约是 2001 年到 2004 年，作者把留学期间的费用还给父亲，当时 1 美元兑换 34 元新台币。到 2021 年 11 月，大约 27 元新台币可以兑换 1 美元。

四川成都，参加他黄埔军校十九期毕业六十周年的庆祝活动，让他重温十八岁，在草堂寺和西教场出操上课的回忆，从这些叔叔伯伯的口中，重新认识父亲，知道了他的聪明、认真、敬业与投入，对人大方，重义气，信守承诺。

后来，陪他多次返乡探亲，到他出生、成长及念书的环境，希望能增加他的自信心。从亲戚口中，我得以重新认识父亲对家庭每位成员的照顾，不求回报，只管用心付出。

陪父亲到我幼年成长的每一个地方，希望他回忆起过去曾经与母亲一同筚路蓝缕、辛苦走过的岁月，通过稳固的长期记忆来树立自信心。从过去邻居口中得知，父亲结婚刚退伍时，找不到工作，怕有限的退伍金有一天会被坐吃山空，曾经到市场卖过菜；经营书店时，和母亲一起照顾生意，全年无休；后来，从事塑料厂、针织厂、汽车零件等生意，他都因为认真投入，由门外汉到入门上路赚了钱，但也因为不知道如何面对挫折，而只好通过不断转行来逃避现实。

此刻，我开始从另一个角度来看父亲，一个平凡中见伟大的父亲。

因为，在那个时代，他与兄长自小离家，从闽西（确切地说是宁化）到福州，念福州英华学校。抗战时投笔从戎，到成都念军校，从来没有人教过他如何扮演好父亲这个角色。军事化的教育只训练出他的权威人格，传统中国式的父爱，只要求子女念好书以及自己努力赚钱，好让家人衣食无忧。

　　所以，不管他如何报警，妄想当儿子的我要谋财害命，我
与妻子都愿意照护他，由疑似轻度发展到中重度认知症的父
亲。在照护他的过程中，当我遇到挫折的时候，经常会唱起那
首老歌"他不重，他是我的兄弟"，只是将歌名改为了"他不
重，他是我父亲"①。

---

　　①　编注：原名为 He aint heavy，he's my father。据维基百科的记
载，这个句子最早出现在苏格兰人威尔士在 1884 年出版的著作中。1943 年，
某慈善机构创办人佛莱纳根看过一幅同名素描之后，遂将此作为机构的使命。
1969 年发行的同名歌曲经过英国冬青树乐队的翻唱后，成为经典。

照护笔记

❶ 家人之间对照护认知症长者达成共识，尤为重要。若无法建立共识，就想清楚是否愿意个人独立承担。

❷ 认知症长者被确诊后，平均寿命为八至十二年，但仍然因为个别生理功能和照护质量等因素的不同，时间长短有所不同。

❸ 照护认知症长者是理性与感性的决策，没有绝对的对或错，可以随信息的多寡与能力的强弱来进行调整，多搜集信息，了解其他人是怎么做的。

❹ 整合家庭与社会资源，并以系统化的方式建立照护体系，有助于家庭照护，必须由家庭来整合与规划，不能单纯依靠社会。

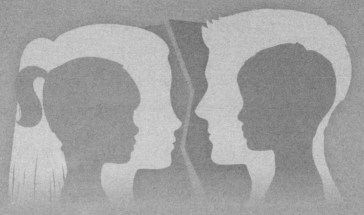

第 2 章

认知症怎么了
观察，思考，行动

疾病诊断：认知症的诊断

过年团圆守夜是中国人一直遵循的习俗。2004 年的除夕，我们回到父母家一起过年。午饭过后，父亲让母亲陪他去买香烛，准备祭祖。一个小时后，父亲一个人回来了。我们问他："妈妈怎么没有跟你一起回来呢？"他说："你妈跑去打麻将了。"

我们觉得真是不可思议，就算妈妈爱打麻将，但在除夕的下午，每家人都在准备过年，不可能在这个时间跑到别人家打麻将吧！但父亲如此坚定，我们只好一家家打电话找人，连医院急诊室都找了，结果找不到人。我们心急如焚，只差没报警。

3 个小时后，妈妈打电话回家问："你爸爸回家了吗？"

我急忙问："你在哪里？"

母亲表示，爸爸让她在家旁边的书店门口等他，他自己去买香烛。结果，一等就是三个小时，都没看到他回来，现在书店要打烊，她只好先打电话回家问问看。

原来，爸爸怕刚出院的母亲太劳累，不想让她走得太远，所以就让她在书店等，他一个人去买。回来的时候，却忘记这档子事，买完香烛后居然自己就回家了。

这件事发生后，我们决定过完年一定要带原被诊断为轻度认知障碍的父亲再去确诊，因为他的短期记忆已经出现状况。

一般情况下，医生会对家属与患者分别进行病史的询问。当时，与父亲一起生活的母亲一方面为了顾及颜面，另一方面没有病识感，没有说出父亲的真实情况，不认为父亲已经出现症状，所以医生得不到真实的情况。于是，我私下向医生说明，医生才决定由我再来说明父亲生活上的实情，再根据情况进行有效的评估及正确的判断。

如果家人能事先准备要说明的资料，就有助于医疗人员收集到更完备的信息，病史需要由生活在一起的家人配合提供，其他由长者配合医疗专业人员进行相关的检查。

当时陪同父亲前往台北荣民总医院就诊多次，前后长达几个月，神经内科团队经过一系列检验过程，最后由医生进行确诊。需要有基本的认识，医生确诊病症是无法一次完成的，家人要协助长者耐心地接受一项又 一项的检验。

此外，有些长者很排斥看痴呆症或失智症门诊，认为罹患痴呆症或失智症对自己而言，是一种耻辱。可喜的是，也正是我几年来致力于去污名化的努力，这些名称得以正名为"认知症"。若遇到长者有类似情节，家人可选择记忆门诊，甚至可以事先与医生沟通，经验丰富的医生会配合家属与长者，合演一出门诊的戏。

照护笔记

❶ 认知症的检查需要经过一连串不同的步骤，家人必须用各种方法来帮助长者有耐心地参与。

❷ 认知症的检查包括病史询问、身体检查、神经学检查、实验室检查、心理认知测验、脑部核磁共振成像医学等。

❸ 有的长者忌讳前往神经内科或精神科就医，排斥接受与认知症相关的检查，家属可以事先与医生沟通，弹性变动就诊方式。

❹ 长者在进行心理认知测验时，家属切勿求好心切，要主动帮助或提醒长者就答，只有尊重医疗专业人员测验的步骤，才可以真正帮助长者。

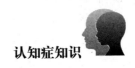

认知症知识

❶ **病史**：由家属及长者陈述过去曾罹患的疾病、重大的意外与手术、目前服用的药物、家族病史、长者生活状况、最近精神行为是否与以往有所不同以及如有症状发生，出现的顺序、是否影响到日常生活、是否持续变差以及是否有记忆不好的现象等。

❷ **身体及神经检查**：可发现健康上的各种问题，在神经检查方面，会请长者闭上眼睛站立后，以了解平衡状况，用橡皮槌轻敲长者脚踝或膝盖以及相关检查动作，以了解大脑或脊髓神经细胞运作功能的变化。

❸ **知能评估**：由心理医生以各种神经心理学测验，评估长者的定向、记忆、计算、注意、语言能力和视空间能、推理能、协调、书写、表达及了执行功能的能力等，以了解长者心智功能受损的领域，尚存那些独立执行日常生活的基本能力。测验方式包括国内外应用较多的简易精神状态检查、画出时钟上应该出现的时间、临床认知评分量表、CASI、ADAS-Cog等。

❹ **实验室检查**：这包括必要常规下及特殊病情需要的检查，前者有血常规、生化检查（肝肾功能）、维生素 B_{12} 浓度、甲状腺功能、梅毒血清检查（梅毒在第 3 期时会影响到脑部）等；后者有红血球沉淀速度、艾滋病检查、胸片、尿液检查、脑脊髓液检查等。

❺ **神经影像检查：**电脑断层扫描、核磁共振成像、正子断层扫描、单光子放射电脑断层摄影等，医生可通过影像医学来确认脑部的变化，了解脑部萎缩与否、萎缩的部位及导致认知症的其他病症等。

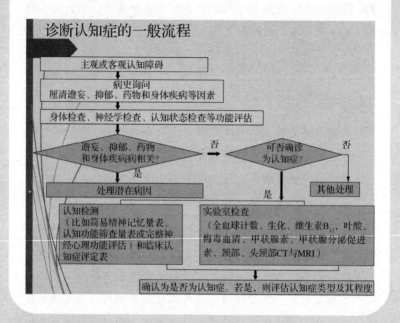

诊断认知症的一般流程

主观或客观认知障碍

病史询问
厘清谵妄、抑郁、药物和身体疾病等因素

身体检查、神经学检查、认知状态检查等功能评估

谵妄、抑郁、药物 和身体疾病相关？ —— 否 —— 可否确诊 为认知症？ —— 否

是

处理潜在病因

是

其他处理

认知检测
（比如简易精神记忆量表、认知功能筛查量表或完整神经心理功能评估）和临床认知症评定表

实验室检查
（全血球计数、生化、维生素B_{12}、叶酸、梅毒血清、甲状腺素、甲状腺分泌促进素、颈部、头颈部CT与MRI）

确认为是否为认知症。若是，则评估认知症类型及其程度

阿尔茨海默病十大早期信号

父亲每个月都有一次同学聚餐，这是三十多年来最重要的活动。以往，他早就准备着这一天的到来，后来到了那一天，他却忘得一干二净，我们早就提醒多次，他仍然埋怨我们没有提醒他。

一般人偶尔忘记约会或朋友来电，但过一会儿稍微提醒一下，就能再次想起来。但认知症长者忘记的频率比较高，而且即使经过提醒，也无法想起有那么一回事儿。当初，我们经常坚持有这么一件事明明告诉或提醒过父亲，父亲却完全否认，甚至还生气骂人，说："你们乱讲，胡说八道！"

我们很多人会认为，老年人健忘，是一种正常老化的现象，因此往往会忽略认知症有一项明显的症状是"记忆障碍"。

健忘就好像大脑检索能力出现障碍，一下子找不到存放在大脑里面的信息，如果经过旁人提醒或稍微指点一下，能想起信息在哪儿，能取出详细的信息。患有阿尔茨海默病的长者大脑输入储存能力出现障碍，一方面，根本没有在大脑中储存这个信息，旁人提醒或指点也都没用，并不只是死机；另一方面，还会否认有这事发生，甚至与旁人起争执，坚信自己是对的。

　　从小，我们家的年夜饭都是由父亲亲自掌勺，他能做出地道的福州菜，因此也乐在其中。当父亲不再进厨房大显身手时，我们以为他年纪大了，嫌麻烦不想做菜，谁知道真相竟然是阿尔茨海默病使他忘记了自己原本熟悉的事务与技能。

　　父亲就曾经指着杯子让我们拿"喝水的东西"给他，"唱歌的人"代表"歌星"，"送信的人"是"邮递员"，"用来写字的"表示"笔"等，这些说法都没错，但是听起来很奇怪，后来我才知道他已对命名与语意产生困难。一般人偶尔会想不起某个字眼儿或词不达意，认知症长者想不起来的机会更频繁，甚至以替代方式说明简单的词汇，产生命名及语意困难。

　　父亲的时光机器好像永远停留在 2007 年，每次去医院参加简易精神状态检查，心理治疗师问他今天是哪一年，答案都是 2007 年。一般人偶尔会忘记今天是几号，在熟悉的地方也可能会迷路。但是，认知症长者因为失去现实导向、方向感及空间感，会弄不清年月及星期几、白天或晚上，在自己家附近也会找不到回家的路，逐渐丧失对人、地、事、物的正确认知。

　　有几次陪父亲出门，经过十字路口，我发觉他是看有没有人走来作为他判断可不可以过马路的依据，似乎辨识红绿灯有些问题，经过几次细心观察，推测父亲认知功能出了状况。认知症长者的认知逐渐退化，先受损的是短期记忆，造成判断能力变差和警觉性降低，但他们并未完全失去智慧及人生经验，不能因此夺走他们的尊严。

　　刚开始回家照护父亲时，每天吃完早餐，他就出门爬山。起初我还信以为真，但后来发现父亲回家时衣服都是干的，不像是运动过的样子。于是，有一天在他出门后，我远远跟着他，发觉他坐在家附近的圆环上与人聊天，聊完了就回家，根本没爬山。他有可能忘记如何走上山的道路，但为了颜面，不愿意让我们知道他记忆力不行，可见，他还是很有智慧地"完成"了任务。

　　认知症像其他慢性疾病一样，是无声无息又悄然来袭的，唯有靠生活在一起的家人去注意长者是否在生活自理能力和精神行为上产生异常。有时长者已经有精神行为的异常，但家人往往以长者年龄大，属于正常的老化，忽略是病症可能引发的退化，等到这种异常已经严重到无法忍受，才带长者就医，确诊时已是中度或更严重程度的认知症。

　　父亲初期出现认知症轻微症状时，我们浑然不知，也认为是正常老化。现在回想起来，真是后悔。如果当时了解"美国阿尔茨海默病协会"所公布的阿尔茨海默病十大警示信号"，就可提早带父亲就医。

　　阿尔茨海默病十大警示信号帮助我们检视家人是否有类似症状。如果有一种以上的症状，可先将长者的行为留下记录，包括发生的内容、时间、频率、长者的反应、长者最近使用的药物、环境的因素、家庭最近发生的事件等，作为就医时向医生提供用于诊断的参考依据。

　　我带父亲就医前，就先与母亲讨论。让她看父亲最近一年或半年内有哪些精神行为与以往不同。因为母亲与父亲生活在一起，才比较了解，但也因为长时间与父亲生活在一起，对父亲暴躁的脾气、粗鲁的言语、怪异的行径已经见怪不怪，只想一味地逃避，所以我就必须更努力去辨别出那些细微的差异，并记录发生的时间、详细内容、出现的频率以及与以往有何不同等。

　　家人需要事先观察长者的精神行为症状，留下完整的记录。一方面，可以帮助医生了解患者的状况；另一方面，大部分确诊的认知症患者，在就医时往往记不得自己曾经有类似的症状，甚至会否认，只有靠生活在一起的家人来提供客观的观察记录。

　　有一项有趣的发现指出，根据许多认知症专科医生临床诊断的经验显示，大部分最后确诊为认知症的长者，就诊时都不承认有认知症的症状，所以客观地观察长者平日的行为症状及根据医学检验结果，有助于医生做出准确的判断。

照护笔记

❶ 熟记阿尔茨海默病十大警示信号，当家人出现其中一种以上的现象时，应该尽早安排就医，让认知症专科的医生协助判断。

❷ 可查各省市的卫健委或医院等网站提供的认知症诊疗医生推荐名单。一方面可参考这份名单，另一方面可向有经验的认知症家属请教就医的经验。

❸ 做好就医前准备，提供完整的长者精神行为症状记录，有助于医生进行诊断。

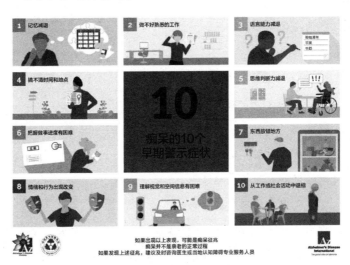

（图片来源：北京大学第六医院记忆中心，
此图为 ADI 授权 ADC 翻译，允许各公共媒体传播）

认知症知识

美国阿尔茨海默病协会公布的阿尔茨海默病十大警示信号。

❶ 记忆衰退到影响日常生活。

❷ 无法胜任原本熟悉的事务。

❸ 说话表达出现问题。

❹ 丧失对时间、地点的概念。

❺ 判断力变差，警觉性降低。

❻ 抽象思维出现困难。

❼ 东西乱放。

❽ 行为与情绪出现改变。

❾ 个性改变。

❿ 丧失活动能力及想法。

或者采用 AD-8 量表来评估。

❶ 判断力上的困难：例如落入圈套或骗局、财务上不好的决定、买了对受礼者不合宜的礼物。

❷ 对活动和爱好的兴趣降低。

❸ 重复相同的问题、故事和陈述。

❹ 在学习如何使用工具、设备和小器具上有困难，例如电视、音响、空调、洗衣机、热水器、微波炉、遥控器。

❺ 忘记正确的月份和年份。

❻ 处理复杂的财务有困难。例如个人或家庭的收支平衡、所得税和缴费单。

❼ 记住约会的时间有困难。

❽ 有持续的思考和记忆方面的问题。

说明：得分 0~1 分代表正常，2 分以上则代表已有认知受损现象出现，请尽早就医检查。

阿尔茨海默病筛查表（AD8 量表）

1. 有判断问题
   （例如做决定存在困难，个人投资理财账务糟糕，想问题或思考存在问题）
   ☐　是，有变化
   ☐　不是，没有变化
   ☐　不知道，判断不出来
2. 对个人爱好和个人运动的兴趣比以前降低
   ☐　是，有变化
   ☐　不是，没有变化
   ☐　不知道，判断不出来
3. 絮叨，反复说一个问题（问题、故事或、意见、主意等）
   ☐　是，有变化
   ☐　不是，没有变化
   ☐　不知道，判断不出来
4. 学习困难（使用录音机、录像机、电脑、微波炉、遥控等）
   ☐　是，有变化
   ☐　不是，没有变化
   ☐　不知道，判断不出来
5. 忘记正确的年份和月份
   ☐　是，有变化
   ☐　不是，没有变化
   ☐　不知道，判断不出来
6. 处理账目存在困难，例如收支账，所得税，付款等
   ☐　是，有变化
   ☐　不是，没有变化
   ☐　不知道，判断不出来
7. 记不住预约会议或见面及个人安排
   ☐　是，有变化
   ☐　不是，没有变化
   ☐　不知道，判断不出来
8. 因为思考或记忆问题存在生活问题
   ☐　是，有变化
   ☐　不是，没有变化
   ☐　不知道，判断不出来

阿尔茨海默病 AD8 量表结果的解读如下。①分数评价标准：0 或 1 分，认知功能正常；2 分及以上，可能存在认知障碍。②此项筛查不作为最终诊断标准。但可以非常敏感的检测出早期认知改变，包括阿尔茨海默病、血管性认知症、路易体认知症和额颞叶认知症。③异常范围的分数提示需要进一步的检查评估。正常范围的分数提示不太可能存在认知症，但不能排除是疾病的极早期。（资料来源：wenjuan.com）

认知症的类型与病程

多年来，父亲在中餐及晚餐前都要喝酒。喝酒的方式与逻辑，我无法理解，他以威士忌去配啤酒，然后表示，这两种酒都是麦子酿成的，所以可以搭配在一起喝。

喝酒这件事，让我左右为难，为他的健康着想，劝他少喝，尤其是阿尔茨海默病其中一项危险因素：酗酒。如果我不帮他买酒，他就自己去买酒。父亲为了省钱而买一些不知名的廉价威士忌和啤酒，我担心那些劣质酒更伤身体，只好帮他买品质高的酒，买酒的时候内心都很挣扎，不知道自己如此顺着他，到底是在帮他还是害他？

有一天，他竟然开始不喝酒了，我以为他想通了。陪他就医时，高兴地对台北荣民总医院神经内科刘秀枝主任说，我爸爸终于戒酒了。刘主任泼了我一盆冷水："是你爸爸忘记喝酒这件事了，这是记忆力退化所造成的。"

父亲罹患的是阿尔茨海默病，属于退化型认知症，是无法根治的，约有60%以上的认知症患者属于这种类型，比如美国前总统里根、诺贝尔物理学奖得主高锟和英国前首相撒切尔夫人。

记忆力退化是阿尔茨海默病最明显的特征，反映在父亲身上是开始忘东忘西，不记得物品摆放在哪里。当然，最让我惊讶的是连他最喜欢喝的酒也在一夕之间忘了。我们只能接受这个事实，并运用方法去帮助他，重新建立良好的规律化生活习惯，反正他记不得刚才发生了什么，或者接下来要做什么，规律化生活习惯形成一种惯性，可减少记忆方面的负担和生活上的挫折。

这都是因为负责记忆的海马体①先受到损伤，而随着认知功能的退化、发病时间增加与疾病的不断演化，其他的认知功能，包括判断、记忆、方向、计算、抽象思维力、注意力、说话和理解、动作等也逐渐退化进而产生障碍，且明显影响生活与工作，并丧失生活自理能力。了解这些退化过程，才能掌握照护的重点。

但是，许多认知症患者都不是单一类型的认知症。父亲在中重度阶段，我们发现他走路会失去平衡，左侧肢体力量不如右侧。医生安排做了脑部核磁共振成像，从脑部影像中发现他的大脑右半部有微血管阻塞现象，也就是"小中风"②。

"小中风"的发生通常只有短短的三五分钟或几小时，患者可能感觉不到任何异样，这是脑部末梢小血管出现栓塞，脑血管有细微的堵塞，留下直径小于 1.5 厘米的小洞，因此称为

---

① 编注：hippocampus，是人类和脊椎动物中大脑的重要组成部分，其形状貌似海马。灵长类动物的海马体位于内侧颞叶，拥有海马角及齿状回等构造。通常成对出现。大脑缺氧以及脑炎都会造成海马体损伤。

② 编注：短暂性脑缺血发作，经常在爆发性脑卒中前的几个小时或几天内发生，医学上称这个现象为"脑卒中预兆"。

"腔隙性脑梗死"[1]。

父亲的病发展到中重度后，从退化性认知症中的阿尔茨海默病合并了血管性认知症，照护重点从记忆、认知功能的退化，再加上肢体功能的退化，转移到必须留意走路的平衡与力量，必须随时有人在他身边陪着走，避免跌倒。

跌倒是导致老人失能及死亡的重要原因。

和父亲在同一家照护机构的张爷爷，每次从椅子站起来，机构中的护理员都会赶紧走过来，拿拐杖给他并陪着他走，因为他走路动作缓慢，身体僵直，颤抖，小碎步走路不稳，所以容易跌倒。这是第二大常见的退化性认知症——路易氏体认知症[2]。

路易氏体是一种团状的蛋白质构造，在脑部的整个皮质以及中脑及脑干都有。帕金森认知症和路易氏体认知症临床特征非常相似，包括认知功能障碍、行为异常、自律神经症状和帕金森综合征。

张爷爷经常说，墙上有虫子在爬以及看到不存在的人等，这些现象我们都看不到，因为他已经有视幻觉，但这些症状有明显的波动，时好时坏，发病周期因人而异。

---

① 编注：简称"腔梗"，很多人没有明显的症状，部分人有轻微头晕、头痛、记忆力减退、反应迟钝或者肢体麻木等症状。一般预后良好，但少数人有可能复发。腔梗常见诱因有高血压、高血脂、脑动脉硬化以及糖尿病。

② 症状以病理变化来命名，由路易氏体沉积所导致。

阿尔茨海默病患者会有幻想，是先认知功能退化，而后才发生动作功能退化；路易氏体认知症患者是认知功能和动作功能同时退化。

我有一位好友的妻子，还不到五十岁，就已经开始出现不合常理的行为（比如该安静时却一直说话）、冲动、社交退缩、语言表达不流畅，理解困难，个性改变，一直重复某些动作，例如来回走到某个地点、重复说一件事、不停地开关门或抽屉等。

朋友在照护上十分辛苦，他妻子属于额颞叶型认知症，这种病症通常在六十五岁以前发病，算是早发性认知症，这个类型的平均发病年龄是五十八岁，患者年龄从三十五到八十岁都有，20%到40%的患者有家族史，脑部病变出现在额叶和颞叶。额叶主管行为、情绪、人格等，颞叶则掌管语言功能。

这类患者早期的行为很像抑郁症患者，但额颞叶型认知症患者的认知功能会退化，抑郁症患者的认知功能受到的影响有限。

第四种退化性认知症是帕金森氏症合并认知症。临床研究表明，帕金森氏病患者比同年龄的认知症患者在危险性上高六倍。患者有较严重的帕金森氏病，特别是僵硬、姿态不稳、步态问题，在精神问题上呈现抑郁、幻觉、妄想，心智功能的缺损是注意力、执行功能、视觉空间功能等问题，此类患者中，男性多于女性。

血管性认知症是第二大常见的认知症类型，电影《铁娘子》描述的是前英国首相撒切尔夫人。她在多次脑卒中后，出现了情绪及人格改变、动作缓慢、反应迟缓等行为症状，她是血管性认知症患者。

多次脑卒中引起并造成的脑部血液循环变差和脑细胞死亡，都会导致智力衰退，这类认知症在东方人中比较常见。

脑卒中患者若能存活下来，每年约有 5%的患者会罹患认知症。追踪五年后，患认知症的机会约有 25%。临床症状则依脑血管病变而定。一般呈现阶梯式退化现象，常见症状有情绪及人格改变、动作缓慢、反应迟缓、失禁、吞咽困难、步态不稳以及容易跌倒等。

第三大类型是可治疗认知症，有许多不同的原因会造成认知功能损伤，这类认知症如果及早发现和治疗，就有机会部分恢复，甚至治愈。

照护笔记

❶ 有许多认知症长者是混合两种或两种以上的认知症类型。

❷ 认知症类型的确认，有助于护理员清楚患者的脑部认知功能是何处先受损，进而给予支持与鼓励。

❸ 确认及了解长者所罹患认知症的类型，可规划符合长者的照护方式与阶段性目标。

❹ 了解认知症长者的病症类型，以该类型功能退化的顺序来作为规划照护活动。

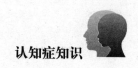

认知退化的进程如下所示。

平时的表现
认知状况
功能表现

正常老化

轻度
认知障碍

认知症
病程

临床上，认知症分成三大类。

❶ **退化性认知症**：阿尔茨海默病、路易氏体认知症、额颞叶型认知症及帕金森症合并认知症.

❷ **血管性认知症**：多发性脑梗认知症、单一脑梗认知症、腔隙性脑梗、皮质下动脉硬化性脑病变、混合型。

❸ **可治疗认知症**：其他脑部疾病，例如脑瘤、硬脑膜下出血、正常脑压性水脑症、慢性脑膜炎、神经性梅毒等；新陈代谢及内分泌障碍的问题：肾上腺皮脂素不足，甲状腺功能过低，电解质不平衡，缺乏维生素 B_{12} 和叶酸等；药物或酒精的影响；中毒。

就算无药可医，仍然需要注意和及早就医吗

　　自从医生确诊父亲罹患阿尔茨海默病，我们就搜集与阿尔茨海默病及认知症相关的各种数据，一开始就知道 90%到 95%的认知症是不可逆的，也就是无药可医。尽管如此，我们还是定期陪父亲去医院复诊。

　　父亲是军人，有着标准的权威人格，所以儿子说什么，他都不当一回事儿，永远认为"走过的桥，比你走过的路还多，哪里需要听你的话？"但是，看到身穿白袍的医生就不一样了，对医生的话言听计从。医生的话，他必须服从。我们在门诊时除了了解父亲病情的变化，最重要的是和医生讨论父亲日常作息怎么安排，要注意哪些事项，将父亲不愿意配合的事告诉医生，再请医生告诉父亲。

　　父亲不爱走路，医生就告诉他每天晚上要去散步，散步对身体好。刚开始时父亲十分排斥日间照护中心，我们就请台北荣民总医院的刘秀枝主任写一张条子交给父亲，上面写着"每天要去上学"。下面还有刘主任的签名。每当父亲耍赖不想去日间照护中心时，我们就拿出条子，告诉父亲是医生叮嘱的，父亲只得摸摸鼻子，乖乖地上车去日间照护中心。

　　根据我照护父亲的经验，去看专业医生对病患及家属有以下好处。

❶ 由专业医生来确诊是否为认知症，从中明确了解长者
　　所患认知症的类型及其病程的发展。

❷ 可经由专业医生的协助了解此认知症类型在病程发展
　　上面临哪些认知和记忆功能的退化及认知症精神行为
　　症状，请他提供非药物生活方式的活动建议及照护
　　建议。

❸ 可经由专科医生开立的药物来延缓认知功能的退化。

❹ 对认知症长者的其他疾病进行整合性诊疗。

❺ 对认知症长者服用的药物进行检视，避免多重用药。

❻ 患者及家属可向医生请教，选择和规划照护方式。

❼ 家属可参加医院举办的照护培训课程、家属支持的团
　　体活动。

❽ 如果医生有认知症药物研究计划，那么可以考虑是否
　　让长者参加。

　　面对认知症，事先做准备就不会留下措手不及的遗憾。认
知症有不同类型，每一种类型认知症的病程内容并不完全一
样，所以经由专家确诊是否罹患认知症及所患认知症的类
型、目前的病程，有助于家属依认知症临床研究成果来了解
认知症、认识认知症精神行为症状及病程等信息，从而进一
步由家属与长者一起讨论未来的照护方式与生活方式等。

　　记得 2005 年，我陪同父亲回大陆返乡探亲。在进行这样
的非药物生活方式中的怀旧疗法时，接到台北荣民总医院刘秀
枝主任的电话。她告诉我，台北荣民总医院护理部安排了家属
照护训练课程，建议我去上课。

　　刘秀枝主任退休后，父亲成为王培宁医生的患者。王医生更进一步，每季度安排一次认知症照护的演讲，邀请学者专家来分享研究及照护心得，我们受益良多，这些信息对家庭来说是重要的助力与支持。如果我们没有定期陪父亲就医，可能就得不到这些信息。北京大学第六医院的王华丽教授、北京首都医科大学宣武医院韩璎教授以及上海市精神卫生中心的李霞主任等都有为家属提供教育课程及支持团体的活动，也有公众号提供科普知识。

　　现在，许多认知症家庭出现了悲剧。由于对认知症、认知症精神行为症状及病程等不了解，家人仍将长者当成未患病前的那个人。长者因为认知症造成认知功能的退化，并不是自愿如此，这是无法改变的事实。既然罹患认知症，护理员就要运用智慧及方法去面对，去解决问题。医生的指导及家属训练课程，都可以帮助家属掌握照护的知识与技能。

　　当年，刘秀枝主任主持"何首乌在认知症患者的药效上的研究"的时候，我们就因为定期复诊得知了这个信息，所以当时也及时给父亲报上了名。

　　认知症病程大致分为三个阶段：轻度、中度及重度等。美国纽约大学医学院的西尔伯斯坦老化和认知症研究中心的临床主任巴里·赖斯贝格医学博士则将阿尔茨海默病认知功能退化的发展分为七个阶段：正常阶段、极轻度认知障碍、轻度认知障碍、轻度认知症、中度认知症、中度至重度认知症、重度认知症。

GDS1　无症状（没有出现记忆问题）。

GDS2　极轻微的认知能力衰退。

GDS3　轻微的认知能力衰退。

GDS4　中度认知能力衰退。

GDS5　记忆力出现较大减退与稍严重的认知能力衰退。

GDS6　认知能力严重衰退，记忆力不断下降，可能出现
重大个性变化，日常生活需要他人协助。

GDS7　阿尔茨海默病最后阶段，患者丧失响应环境及对
话的能力，最后无法控制行动等。

过去往往是家属发现长者出现精神行为症状对生活产生影响时，才去就医。医生确诊后，大多数已然是中度认知症。如果能及早发现，立即就医及确诊，就有更充足的时间来规划与准备，甚至建立新的生活模式以便达到减缓退化的目的。

认知症虽然并不会直接危及生命，但是患者会因为认知和肢体功能的退化而逐渐失去生活自理能力，平均可存活八至十二年，甚至也有部分年轻的病患可以存活二十多年，家庭及护理员对长者的照护方式直接影响着其生存时间的长短。

知识用于针对未来的可能提前进行准备，智能则是运用知识来改变人生的钥匙。认知症并非那么可怕，可怕的是我们的无知与漠视。

照护笔记

❶ 认知症生活照护要靠家属及护理员，医疗专业人员只能提供咨询及方法，执行还得靠家人。

❷ 了解就医的目的，有正确的认识，才能得到医疗专业人员的协助。

❸ 慢性疾病均需进行生活与环境的改造，重新建立合适的规律化生活方式。认知症照护更是如此，不能单纯依赖于药物，药物并不是万能的。

认知症知识

认知症家庭及护理员之所以辛苦，原因有四个。

❶ 认知症病程平均长达八至十二年，精神行为症状最耗费照护人力、财力、时间及精神。

❷ 患者大多数为高龄者，有多重共病及多重用药情形，也就是罹患两种以上的慢性疾病及可能会重复用药。

❸ 认知症重度时，长者认知、肢体、语言、吞咽等功能的退化，会增加照护的困难程度。

❹ 阿尔茨海默病认知功能退化的发展七个阶段，护理员理解患者目前所处的阶段之后，能规划出适合的照护计划与非药物生活方式活动的重点。

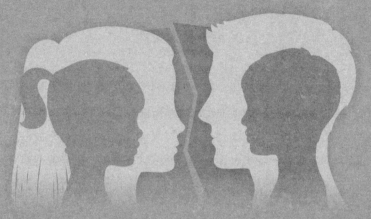

第 3 章

家人照护
资源分配、共识与学习重点

与父亲一起去上课

刚搬回父亲家的时候，在为他规划规律的健康生活方式之前，我的做法是先观察他原有的生活方式，在那个阶段，精神行为症状较多。当时，虽然母亲已经离世，但是他还活在被母亲遗弃的妄想中。白天，他坐在客厅，打开电视，音量调得非常大，然后打瞌睡。我发现，不是他在看电视，而是电视在"看"他。

他根本不在意电视上在播放什么，只是习惯了将电视打开，把音量调大。因为他害怕，想让声音来保护他。过去，母亲为了躲避他的坏脾气及暴力行为，经常到朋友家打麻将。他一个人被留在家里，一害怕就忍不住胡思乱想，怕母亲遗弃他，怕有人会来害他，为了颜面与尊严，他说不出口，就只好通过这种方式来武装和保护自己。

父亲白天睡觉，自然晚上就睡不着，精神可好了，到了睡觉时间，我们回房关门就寝。凌晨，他推开我们房间的门，开灯看我们在不在。妻子从报社看完版面大样下班，回到家就寝经常都已经是凌晨一点以后了。刚睡着就被父亲惊醒，我们当然一晚都别想好好睡了。妻子白天在办公室精神不济，情绪也跟着大受影响。

因为丧失短期记忆，所以到了白天，他会忘记凌晨做过的事。我们问他："晚上可不可以好好睡觉，不要来打扰我们？"他说："乱讲话，胡说八道，我哪有去你们的房间？"

我知道，与他争辩，只能使家庭气氛更糟，彼此关系更差，对改善现状毫无帮助。他的认知与记忆功能受损，并不是他故意制造问题。

就这样，我开始学习认知症非药物生活方式的活动作息，试着为他规划规律的生活方式。先安排他白天去日间照护中心，参与活动，增加与他人的互动，正常生活就不会白天睡觉。父亲受过军事教育，虽然已经八十三岁，但是体能还是很好。晚上，则安排散步运动，增进脑力活动和血液循环及肢体的活动，增加肌肉耐力①，也达到了消耗体力的目的，如此，晚上终于全家都能睡个好觉了。

为了顺利带父亲去日间照护中心，其间的过程也是波折不断。

我花了一番时间研究及探访了所有的日间照护中心，找到一家适合他的。第一天准备要送父亲去，出门前，他坐在大门口大喊："救命啊！儿子不孝，要送我去养老院。"

邻居纷纷出来探究竟，我则尴尬不已，百口莫辩，只好先请父亲回家，打电话到日间照护中心说明状况，表示今天可能去不了。

_____

① 编注：肌肉耐力是指人体长时间进行持续肌肉工作的能力，即对抗疲劳的能力，可通过两个途径来增强：增强肌肉力量和提高心肺功能。具体活动形式有户外长时间的走、跑、跳绳、爬山、游泳、滑冰及各种球类活动。

后来，我想到我有同学在附近的医院当医生，以父亲的权威人格，应该会听医生的话。于是我请他打电话来，告诉父亲要去医生那边做检查。父亲接了电话以后，半信半疑。我告诉他，不去医院检查，到时会被罚款的。如此这般，他才终于愿意出门。

日间照护中心就在家到医院路途的中间，我们从家中散步过去。我故意走进日间照护中心所在的大楼，告诉他，我们先上楼找个朋友。他虽心存疑虑，但还是跟我搭电梯上楼。进了日间照护中心，中心人员立即安排一位与父亲年龄相近的长者与父亲聊天，安抚父亲的情绪，但他依旧向他们"诉苦抱怨"！

然而，戏并没有就这样结束，每天父亲要下课时，日间照护中心的人员都要跟父亲说好话，希望父亲第二天要来与她们见面，与其他长者一起活动。父亲为了给对方留面子，当然答应说好。日间照护中心人员接着请父亲自己写一张纸条，上面写着他第二天会来日间照护中心。

在去日间照护中心的第一个月，出门的戏码几乎天天上演。父亲自己的纸条、医生写的要上课的纸条轮流用，他还怀疑过自己前一天有没有写过纸条。

在此期间，我们整天陪着他一起上课，他也总是一直看着我，生怕自己被"遗弃"。这些都是精神行为症状上的表现。经过我们的付出与坚持，规律生活一段时间之后，取得了他的信任，父亲的情绪逐渐稳定，再加上又有外籍看护（护理员）①整天陪着他，他终于能安心上课，我们的家庭生活才恢复正轨。

其实，我们回想一下，我们小时候第一次上学，无论是幼儿园小班或小学一年级，不也是这样哭着不愿意去上学？是否进了教室却还眼巴巴地望着教室外的父母，生怕他们不要我们了。我们尚且如此，更何况认知功能已经受损的长者，他们的不安与恐惧及被遗弃妄想，也是可以理解的。

甚至到了周末早上，他还是穿好衣服准备去日间照护中心上课，因为他失去了现实感及短期记忆，分不清星期六及星期天用不用去上课。

---

① 在本文中，外籍看护的工作内容与护理员的工作内容相当。

照护笔记

❶ 长者的精神行为，都有其背景因素，可先掌握原因，寻找方法，多准备配套方案，见招拆招，借力使力。

❷ 认知症长者的精神行为症状对家庭生活影响很大，对长者的健康与安全也有影响，要靠非药物生活方式的活动来改善。

❸ 重新建立适当的规律化生活方式，让认知症长者有安全感且情绪稳定，从而缓解精神行为症状。千万别单纯依赖于药物可以解决或减轻精神行为症状。

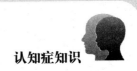

认知症知识

认知症是如何影响家庭生活的呢?

❶ 不了解认知症,不知道认知功能与生活自理能力之间的关系。

❷ 不懂得如何应对长者的认知症精神行为症状。

❸ 不懂得建立照护体系。

❹ 不懂得非药物生活方式活动及如何将其融入日常生活中。

❺ 不懂得社会资源的整合与运用。

❻ 家人对认知症认识不一,对疾病及照护意见不一,争议与冲突因此产生。

❼ 家庭对照护责任意见不一。

❽ 对家庭经济形成负担与压力。

❾ 对家人原有的工作与作息产生影响。

❿ 家庭中患病的长者与家人的角色产生对调与冲突。

⓫ 家人因增加照护工作,体力上及心理上有了新的压力与负担。

⓬ 外界没有意识到长者患者认知症患者,仍然像以往那样信任长者,相信长者在精神行为症状下的言语,比如说家人不孝,不给他饭吃以及配偶对他不忠等,从而站在患者的一边指责他的家人或护理员。

家庭同心协力，共同照护

　　照护认知症长者是极其消耗体力和精神的，尤其是因为他们的记忆、方向感、现实感等受损，容易形成"游走"，即使是在家附近，也可能找不到回家的路。这是许多认知症长者常见的症状，对家属和护理员是极大的挑战与负担，一个闪失，长者就不见了。等发现长者时，已是天人永别。因此，家人同心协力和共同照护长者非常重要。

　　考虑到父亲的健康及为他减缓认知功能的退化，我们为他规划了规律的生活方式。周末白天，他不必去日间照护中心，我们会安排他到家旁边的小学操场散步。有一次，妻子要准备午餐，我要帮父亲整理房间及衣物，因为他在家时，我们都不敢去碰，免得他不高兴。请外籍看护带他外出散步，趁他不在家，赶紧帮他整理。

　　几个周末以来，我们已经带父亲及外籍看护走过许多次，而且小学就在家旁边，他们应该没问题。外籍看护也拍着胸脯表示，她可以胜任。

　　结果，一个小时后，外籍看护哭丧着脸，跑回家说："伊爸爸不见了！"这下可好了，最害怕见到的事，竟然发生在我们家，我们夫妻俩急得像热锅上的蚂蚁，赶紧问明情况，搞清

楚父亲是在哪里走丢的。接着，我们三人分头去找，约好如何
联络及一个小时后回家会合。

小学、公园、日间照护中心、派出所、医院急诊室、家附
近的寺庙等，都找过了，没有人见到过他。我们真是心急如
焚，外籍看护也意识到事情严重，开始大哭起来，看她哭得那
么伤心，我们也不忍心去责怪她，但正在愁云惨雾时，父亲竟
然自个儿回来了，还用钥匙开了门。

阳光随着父亲的身影照进我们家，大家转忧为喜，问父亲
上哪儿去了？他说出去散步。我们再问怎么回来的，他说坐的
出租车。

我赶紧请父亲回房间换衣服，洗把脸后准备吃午饭，外籍
看护帮妻子到厨房将饭菜拿到餐厅，余下就不谈了。

但这次可让外籍看护及我们大家都吸取了一个教训，外籍
看护从此知道：如果伊爸爸不高兴，她可暂时／他保持距离，
但绝不能让伊爸爸离开自己的视线。

我们的教训是，我与妻子必须同心协力共同照护父亲，外
籍看护仅能协助体力及技术层面的工作，决策一定要由我们自
己来。从那件事以后，我与妻子之中一定会有一人陪着父亲及
外籍看护留在家里或外出。

当天，我们在父亲晚上就寝后，一起与外籍看护吃点心

（其实是开会），将父亲每天作息表用英文向外籍看护解释一遍，让她听懂并确定了解意思以后，再请她用熟悉的语言文字表达出来。

自那以后我与妻子轮流陪着他们。早上父亲起床前，外籍看护提前半小时起床，先做准备工作。父亲起床、穿衣、刷牙、洗脸、做运动等，我们先一一示范给外籍看护看，尽量让父亲自己做，因为我们希望父亲能继续保有日常生活自理能力，不要帮他做，免得久了他会忘记这些动作，退化得更快。

重点是，让外籍看护清楚自己执行者的角色，我们则成为管理者，随时注意父亲认知、肢体功能退化情况，以及决定是否要调整照护计划、非药物生活方式的活动内容及药物等，这些都需要在一旁观察并做记录。

那次经历还告诉我们，父亲的记忆及认知功能经过我们非药物生活方式的活动及规律化的日常生活方式调整之后，有了稳定的迹象。我们不敢说是进步，但他确实能够认得回家的路，还会用身上的钱搭出租车回家，还会用钥匙开门。

但这样的意外最好不要发生。一不小心，万一认知症长者自己真的找不到回家的路，我们后悔就来不及了。

2021 年 2 月 25 日，中民社会救助研究院与"头条寻人"项目组在京联合发布了《中国走失人口白皮书（2020）》。根据白皮书统计数据显示，在整个 2020 年期间，全国走失人次达到了 100 万。白皮书数据显示，走失的老人中，72%的老人大部分都有记忆力障碍。其中，经过医院确诊的认知症患者占比 25%，但全国认知症确诊率约 7%。因此，如何防止认知症长者走失，是照护上的重要课题。

照护笔记

❶ 家人对照护达成共识十分重要，各自的角色与职能可先做规划。

❷ 护理员需要沟通与训练后，才能成为家庭共同照护的好帮手。

❸ 护理员原有的教育与经验有限，千万不能完全依靠她们来照顾患有认知症的长者。

❹ 在认知症照护中，如何防止长者走失是照护中的重点。安排非药物生活方式及建立规律化的生活是避免走失的有效方法。

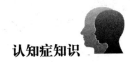

认知症知识

认知症长者生气或出现认知症精神行为症状怎么办？

❶ 沉住气，理解他们的行为是因为认知功能受损，并不是故意的，不要与他们的情绪起舞，受他们的影响。

❷ 可先转移话题，转换情境。

❸ 可先保持距离，暂时减少互动。

❹ 家中如有其他人，可先换由其他人来照顾，转换所有人的情绪。

❺ 视线不要离开长者，以免他/她走失。

❻ 善用他们短期记忆受损的特性，转换话题和情境后，他们可能会忘记刚刚所发生的事。

家庭关系的重建与凝聚

当面对问题时，人们一般不外乎有三种心态：面对、逃避、在面对与逃避之间难以决定。

每个人对家庭的价值有所不同，这与个人从小所受到的家庭生活、教育、同侪、媒体等的影响有关。

我对家庭原本是逃避的，因为父母都是军人出身，属于权威人格，我们从小就在他们打骂教育下成长。当我看到同学或其他的家庭中父母与子女的关系是理性、尊重、讨论等，尤其所受的教育越多而越是想着要如何改变他们，几次尝试都以失败告终，惨遭他们的基本逻辑打压：儿子读再多的书又如何？父母永远是对的，我是他们的儿子，所以必须得听他们的。

既然无法改变他们，我就只好改变自己。遇到任何事情，我都与妻子讨论，重视沟通与尊重。当妻子生病住院时，我 24 小时贴身照顾。同时，阅读与疾病有关的书籍，与她的主治医生、护理师讨论与请教如何照护妻子及如何进行康复。

当年母亲罹患大肠癌，安排她就医、住院、开刀、康复，我也是 24 小时贴身照顾，也阅读与疾病有关的书籍，与她的主治医生、病房护理师讨论与请教如何照护及如何进行康复。

　　母亲当时十分惊讶，一方面，在她眼中，我是最叛逆的儿子，没想到居然会有如此大的转变；另一方面，我居然懂得照护与医疗的相关知识与技能，竟然会帮她完成术后康复、身体清洁和口腔清理等工作。

　　我已经理解，无法改变他们，就先改变自己，因为他们是我的家人。

　　当母亲过世后，我搬回父母家去照顾父亲。已经罹患认知症的他，认知功能已逐渐受损，我更无法改变他，但我可以改变自己，去接受他，去照顾他，因为他是我的父亲。

　　父亲不喜欢"洗澡"。在他的观念中，用毛巾从头到脚擦拭一遍，这就是"抹澡"。后来，我才了解，这与他早年的军旅生活有关。战争中哪会有自来水？或者有时间可以洗澡？能有机会赶紧用毛巾或布来擦拭身体就算是洗澡了。另外，他的哥哥从厦门大学毕业后在福建省政府部门工作，1947 年在闽江淹死。水在他心中的阴影挥之不去。

　　为着他的健康与卫生，我先将洗澡水准备好，自己先脱去外衣，剩下内裤，带他进浴室。当然，他的衣服还在身上，我"不小心"淋湿了我们俩，于是赶快向父亲道歉，并说既然衣服湿了，我们就一起脱掉，换一套干的衣服。等他脱掉衣服，立刻淋水及上洗发精与沐浴乳，再冲干净，前后不到两分钟，真是个"战斗澡"。

　　当然，洗的时候他会骂人，大叫："眼睛进水会瞎，耳朵进水会聋。"之后，每天洗澡时，我总附和着他说："眼睛进水会聋，耳朵进水会瞎。"刚开始，他并没有没意识到我是在故意说反话，为着颜面，只是骂我在胡说八道。

有一天，在帮他洗澡时，他突然说："儿子，辛苦你了！"

顿时，我的眼眶一热，不知是汗水、洗澡水还是泪水。

可以确定的是，轻度认知症长者虽然认知功能已逐渐受损，但并不表示完全没有认知功能（记忆与判断）或者没有感情。

经由我们在照护上的付出，父亲情绪稳定，安全感提升，这些都有助于认知、记忆功能的减缓退化，亲情是最好的药。如果我没有机会照顾患有认知症的父亲，这一辈子可能都没有机会和他重建家庭关系。

照护笔记

❶ 家庭关系的重建与凝聚，必须要有家人先付出。

❷ 培养认知症长者的卫生与健康习惯，需要耐心、智慧、技巧和时间，才能逐渐改善，不要奢望一蹴而就，也不要追求满分，先接受现状，再逐步改善。

❸ 认知症长者最多的就是"时间"，所以我们不妨用时间去换取改善认知症长者的可能。

❹ 照护认知症长者，必须了解其对方的人生经历、个性、喜好以及具体能力等。

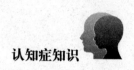

认知症知识

❶ 不同的长者脑部受损部位、退化程度不一，受影响的功能也有所不同。

❷ 认知症长者会因亲情和情境唤起以往的感情或认知。

❸ 非药物生活方式可增进安全感和稳定情绪，达到减缓认知功能退化的效果。

❹ 当问题出现在眼前，按心理学上的解释，行为模式有三种。

- **逃避-逃避**，当事人比较消极，选择逃避的态度，原因很多，不在此探讨。

- **面对-面对**，当事人比较积极，选择面对的态度，愿意承担风险。

- **逃避-面对的类型**，犹豫不定，一会儿面对，一会儿逃避。碰到难题、挫折时，又选择逃避。若有人拉一把，或者鼓励和协助，又愿意面对。若问题能短时间解决或消失还好，但如果问题是属于长期性的，如认知症照护需要长期照护，就会变成在逃避与面对中徘徊不定。

重新认识长者

父亲被确诊为轻度认知障碍时，与他同住的母亲告诉我们，他变得疑神疑鬼，经常将重要的物品收起来，等到需要的时候却又找不到。母亲将父亲银行账户的钱都转入自己的账户以免他有什么状况。但他又将母亲的印鉴和存折收走，东藏一下，西藏一下。母亲需要用的时候，总是找不到，只好去银行重新申请存折及挂失印鉴，银行人员每次看到母亲临柜，都在猜是否要重新办理存折。

但在母亲心目中，她所认识的他，还是原来的他，只是脾气更坏，记性更差，母亲并不认为父亲是生了病或有重大的变化，总认为人老了，就是这个样子。

当我搬回家照顾父亲时，他已发展成轻度认知症。我先搜集及阅读有关认知症的资料，了解到父亲因认知功能逐渐退化，包括记忆、决策、辨识、语言、方向感、现实导向等能力下降而出现了行为改变，甚至出现精神行为症状并影响语言表达等。虽然他的外表不会有太大的改变，但行为会慢慢变为另外一个人。我们知道，虽然认知功能退化，但这位"新"人还是我的父亲。

父亲会有哪些改变呢？这部分对家人及护理员极为重要。如不了解，照护生活上会有困扰。记忆功能退化最先影响的是短期记忆，刚说过的话和做过的事，他转眼就忘。例如，为了让父亲愿意运动，我们事先会拿出他最喜欢的燕麦饼干，可等到要做运动时，他却说："哪有？我哪有答应过你去运动？"

有时，我会请他将自己答应过的事写在纸条上，等他认为没说或没答应时，就拿出他写的纸条给他看。他会变得半信半疑，因为字迹是他的，但他却不记得有这一回事。

这些现象在后来有所减缓，因为我们的非药物生活方式及每天的规律化活动，使父亲每天有机会去"听""讲""做"。

认知功能的退化，会出现失用症、辨识能力受损、失语症、命名能力受损、语言障碍、执行功能、方向感、现实导向及空间感变差等。

但是，无论是在轻度认知障碍还是轻度认知症，父亲与其他 90% 的认知症患者一样，都有精神行为症状，例如被害妄想、被遗弃妄想、被偷妄想、听幻觉、视幻觉、焦虑、抑郁、暴力行为、重复行为、收集行为等，但我们知道，他还是我们的父亲，只是受累于认知症而已，他的行为不是故意的，更不是给我们找麻烦。

随着认知退化的加剧，从轻度、中度、重度、到极重度，父亲已经不再是我们过去五六十年记忆中熟悉的父亲。最后，他的认知、记忆、肢体功能退化到可能叫不出我们的名字，但他看到我们的时候会笑，但已经失语，不再说话，他的脚已经无力走路，需要坐轮椅，即使坐在轮椅上，因背部力量无法支撑他的身体（核心肌肉群无力），也是东倒西歪的并因面颊脸部肌肉无力及神经退化无法指挥嘴巴闭合，会一直流口水等。

父亲发展到重度阶段之后，已经不会用电话了。手脚虽可活动，但再也拿不起菜刀，用他的绝活儿刀工来切腰花及鱿鱼。即使能够从裤子口袋里拿出家里大门的钥匙，却也不知如何用它来开门了。

但我们知道，他仍然是我们的父亲，只是，我们需要重新认识他。

"人虽未离去，但已经再见！"

(Goodbye without leaving！)

"身犹在，心已远！"

(Psychological absence with physical presence！)

阿尔茨海默病的症状随时间和严重程度而发生变化，如下图所示。

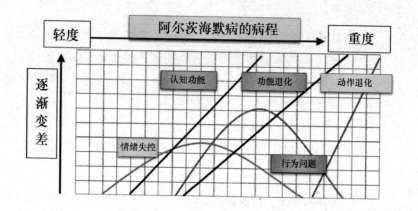

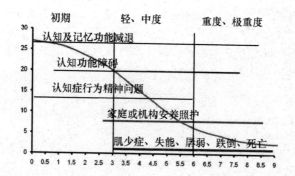

轻度、中度和重度认知症分别如下所述。

- 轻度认知症　CDR=1，左侧是我们原本熟悉的长者，右侧是医疗人员所了解轻度认知症长者的症状，中间交集部分是长者开始改变的部分，不同认知症长者改变的都不完全一样。

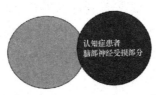

- 中度认知症　CDR=2，中间交集部分开始增加，认知症长者改变的更多。

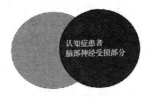

- 重度认知症　CDR=3，左右几乎重叠，认知症长者已经变得与之前的他完全不同。

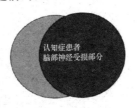

照护笔记

❶ 依赖于非药物生活方式的活动来规划适合长者兴趣与条件的日常生活作息与活动，能减缓认知和肢体功能的退化。

❷ 但是，无论我们如何努力，退化都是无法阻挡的，认知症长者的改变，虽然我们心里不愿接受，但也要学习坦然面对。

❸ 认知症长者的改变，是认知功能退化所致，家人及护理员要明确一点：在不同病程阶段中，长者依然是原来的长者，只不过因为病情而有所改变。

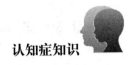

认知症知识

认知症患者的认知功能会逐渐受损，要注意以下几点。

❶ 随病程不同和退化程度不一，认知症长者受影响的功能也有所不同，一切改变都与病症和照护方式有关。

❷ 要使认知症长者减缓退化，就要在规律化的日常生活中不断去"听""讲""做""写"。这些非药物生活方式的活动有一定的效果。

❸ 学习认知症知识，让家属及护理员了解可以从哪些方向和范畴去减缓退化。

对于认知症患者，不同阶段照护的目标有所不同

　　父亲的阿尔茨海默病，属于退化型认知症；这个类别的长者一般是记忆功能开始先退化，随后才是其他的认知功能及肢体功能，差别在于退化程度的不同。但如果是帕金森氏症合并认知症或者血管性认知症，则可能是肢体功能先受影响，路易氏体认知症长者则是肢体与认知功能同时退化，额颞叶认知症长者是认知、语言功能先退化，早期会出现明显的行为及人格变化。

　　无论哪种类型，都是因为脑萎缩影响到了原本可正常发挥的功能。疾病类型的鉴别诊断，依据是已受损的部位影响到了生活能力。无论刚开始是何种类型的认知症，退化到重度阶段，认知、肢体功能都会退化，使其成为一个完全不同的人。

　　这就是为什么我们要去了解认知症类型与病程的原因。唯有去了解，才知道如何为父亲拟定阶段性照护目标与计划。在父亲轻度阶段，我们发现他的拐杖可以用来防身及打人。事实上，他的肢体功能很好，但有睡眠障碍，白天打瞌睡，晚上不睡觉，还有被偷妄想及被遗弃妄想等精神行为症状。

　　在这个阶段，我们就开始拟定规律化的生活作息表，主要为强化肢体和认知功能的活动。对记忆功能，则先以长期、中期记忆为主，短期及即时记忆为辅，随时提供现实导向的信息。同时，给予心理的安抚，让他情绪稳定，因为我们刚搬回

家照顾他，父亲有被害妄想；而过去，母亲也常常将他一个人丢在家中，使他有被遗弃妄想。

我们平常安排父亲去日间照护中心参与活动。前两个月，我在那里全天候陪伴他。他一边参与活动，一边还会拿眼睛看着我，生怕我会跑，将他遗弃在这里；过了一个多月，他慢慢熟悉那里的环境与建立新的友谊，才开始减少盯着我。这时，我知道我可以减少陪伴的时间，因为这种给予心理支持的具体做法见效了。

日间照护中心每天会安排各种康复治疗（职能治疗）性质的活动，有音乐、美术、书法、韵律操、怀旧、折纸、宠物治疗、打麻将等活动。虽然无法为每个人定制个性化活动，但我们会与外籍看护说明及讨论父亲现阶段适合哪些活动。

晚上，我们餐后带父亲去运动公园跑道上散步。虽然父亲有些抗拒，但我运用他被遗弃妄想的症状，在前方慢跑，外籍看护在他身旁陪着走。他则一路追着我走，生怕我真的将他遗弃了。一位八十三岁的轻度认知症长者每天可走五公里，身体更健康，人更有精神，到了晚上，他自然睡得安稳，精神行为症状也随之降低。

周末时，他虽然不必去日间照护中心，但我们还是按照日间照护中心的课表来安排家中的活动，周六日会安排两小时来打麻将。我们家只有父亲、我、妻子及外籍看护四个人，为避免三缺一，只好训练外籍看护。我开玩笑说，我们家外籍看护牌技好，以后可回菲律宾开麻将馆。

打麻将及拼图等活动长期坚持下来，我们可观察到父亲退化与稳定的情况。轻度阶段，父亲对麻将的吃牌、碰牌、补牌、胡牌都有概念，只是他习惯作大牌，胡牌就要胡很大的牌。等他退化到中度时，原本是我们三个人陪他打，变成他陪我们三个人打，因为他已经拿不准吃牌、碰牌、补牌，完全要靠我们提醒，让他自己完成该进行的动作。至于胡牌，那就更别提了，不过，至少他还能坐得住，愿意思考。

拼图则是从 100 多张的拼图，一路降到极重度时的 4 张拼图。在这里，要特别提醒家属及护理员，认知症长者因认知功能的退化，他们拼图的方式与我们是不同的。我们会先想整体图案、颜色、大小及形状等，他们却只会以大小及形状来进行拼图，已经失去对整体图案与颜色的认知与记忆的他们，会选择一片拼图去试大小以及形状是否"吻合"。

我们要关心的是，长者是否能专注、是否愿意做以及是否有成就感。我们更要注意的是，在这样的过程中他快不快乐、开不开心。结果不重要，毕竟过程才是重点，我们又不准备将长者训练为世界拼图冠军。

照护笔记

❶ 对认知症长者，在目前无药可治之下，生活上的照护比医疗上的照护更为重要。需要提供非药物生活方式的活动内容，使长者的生活有内容，有重心。

❷ 生活上需要个性化的照护，因每位长者的认知症类型、病程、生理、心理、个性、人生经历、教育、经济、兴趣等不同，要以长者为中心量身定制照护计划。

❸ 认知症照护是依照长者所处的不同阶段来设定不同的目标及计划内容，共同目标是安全、快乐、降低精神行为症状、减缓认知退化以及维持生活质量。

认知症知识

轻度、中度、重度认知症长者的阶段性照护重点。

❶ 轻度：发现、鼓励使其发挥现有能力，激发潜力，维持工具性日常生活功能及日常生活基本功能。

❷ 中度：学习不再是重点，参与和互动是重点，尽量维持工具性日常生活功能及日常生活基本功能。

❸ 重度：使其对外界刺激能有反应，维持其专注力，避免失去与他人或外界互动的兴趣与能力，维持日常生活基本功能。

认知症非药物生活方式与日常生活相结合

一旦明确父亲罹患的认知症类型是阿尔茨海默病，属于不可逆的慢性疾病，我心里就准备好了长期抗战，拿出以往社会科学研究和实验的方法与实验精神来面对它。

"不可逆"是医学上的说法，指的是没有药可以治愈。

90%到95%的认知症是不可逆的，其实，所有慢性疾病都是不可逆的，例如高血压、高血脂、糖尿病等。认知症会导致长者的认知和肢体功能退化，影响到长者的记忆、决策、辨识、语言、方向感、现实导向等功能，进而使他们产生精神行为症状，甚至会退化到性情大变，成为另一个完全陌生的人，使得家人及护理员不易照护。

在药物无法治愈的情况下，非药物生活方式扮演着十分重要的角色，目的是给予安全感，稳定情绪，减缓认知和肢体功能的退化，缓解精神行为症状，减轻家人及护理员的压力，但非药物生活方式必须与日常生活相结合，才能持续发挥功效。

非药物生活方式的基本理念是，以长者个人为中心，让他在快乐开心的氛围中，从事他有兴趣与喜欢的活动。重视过程胜于结果，重视心理感受胜于外在行为表现。

父亲在轻度、中度和重度阶段的生活作息表

时间	活动内容	非药物生活方式的意义
6:00	起床 盥洗 如厕	日期时间（现实导向）
6:30	晨间运动	肢体活动
7:30	早餐	视觉 味觉 肢体活动 营养
8:00	盥洗 如厕	观察 示范 协助
8:30	更衣	记忆 视觉 肢体活动
8:45	出门坐车	前往日间照顾中心 定向感
9:00	抵达日间照护中心 如厕	社交 观察 示范 协助
9:15	拼图 走路活动	认知训练 肢体活动
9:45	如厕	观察 示范 协助
10:00	第一堂课	（肢体 美术 音乐 歌唱 宠物）
11:00	如厕	观察 示范 协助
11:30	中餐	视觉 味觉 肢体活动 营养
12:10	如厕 刷牙	观察 示范 协助
12:30	午休	观察 示范 协助
13:30	如厕	观察 示范 协助
13:45	第二堂课	（下午茶 怀旧 肢体 美术 音乐 歌唱）
14:30	如厕	观察 示范 协助
14:45	点心时间	视觉 味觉 肢体活动 营养
15:00	打麻将	认知 记忆训练
16:00	如厕	观察 示范 协助
16:30	坐车返家	返家
16:45	如厕 更衣	观察 示范 协助
17:00	晚餐	视觉 味觉 肢体活动 营养
18:00	如厕 刷牙	观察 示范 协助
18:15	晚间运动出门散步	肢体活动
20:00	如厕 盥洗	观察 示范 协助
20:10	拼图 读书	认知训练写字 书法 算术
21:00	如厕 就寝	观察 示范 协助

周末生活作息表

时间	活动内容	非药物生活方式意义
7:00	起床　盥洗　如厕	日期时间（现实导向）
7:30	晨间运动	肢体活动
8:30	早餐	视觉　味觉　肢体活动　营养
9:00	盥洗　如厕	观察　示范　协助
9:30	拼图　读书　写字认知活动	记忆　认知活动
10:30	如厕	观察　示范　协助
10:45	丢圈圈　球　沙包　踢球	肢体活动
11:45	如厕	观察　示范　协助
12:00	中餐	视觉　味觉　肢体活动　营养
13:00	如厕　刷牙	观察　示范　协助
13:15	午休	观察　示范　协助
14:30	如厕	观察　示范　协助
14:45	外出走路	肢体活动　定向感　现实导向
16:00	如厕	观察　示范　协助
16:15	点心时间	视觉　味觉　肢体活动　营养
16:45	拼图	认知训练　肢体活动
17:45	如厕　更衣	观察　示范　协助
18:00	外出晚餐	出门　定向感　现实倒向
18:30	晚餐	视觉　味觉　肢体活动　营养
20:00	如厕	观察　示范　协助
20:15	逛百货公司（小区活动）	肢体活动　定向感　现实倒向
21:00	返家	肢体活动　定向感　现实倒向
21:30	如厕　刷牙	观察　示范　协助
21:45	就寝	观察　示范　协助

重度认知症患者生活作息表（未再前往日间照顾中心）

时间	活动内容	非药物生活方式意义
6:00	起床 盥洗 如厕	日期时间（现实导向）
7:00	晨间运动	肢体活动
7:30	早餐	视觉 味觉 肢体活动 营养
8:00	盥洗 如厕	观察 示范 协助
8:30	更衣	记忆 视觉 肢体活动
8:45	复康巴士（坐轮椅）	前往荣民复健
9:00	抵达荣民总医院	社交 观察 示范 协助
9:15	物理治疗	认知训练 肢体活动
9:45	如厕	观察 示范 协助
10:00	职能治疗	肢体认知
10:45	如厕	观察 示范 协助
11:00	复康巴士	返家
11:15	更衣 如厕	观察 示范 协助
11:45	午餐前休息	观察 示范 协助
12:00	午餐	视觉 味觉 肢体活动 营养
13:00	如厕 刷牙	观察 示范 协助
13:15	午休	观察 示范 协助
14:30	如厕	观察 示范 协助
14:45	点心时间	视觉 味觉 肢体活动 营养
15:00	拼图 写字 着色 积木	认知训练 肢体活动
16:00	如厕	观察 示范 协助
16:15	丢圈圈 球 沙包 踢球	肢体活动
17:15	如厕	观察 示范 协助
17:30	晚间运动	肢体活动
18:00	如厕	观察 示范 协助
18:15	晚餐	视觉 味觉 肢体活动 营养
19:15	如厕 盥洗	观察 示范 协助
19:30	拼图 读书 写字认知活动	认知训练
20:30	如厕	观察 示范 协助
20:45	七巧板 积木	认知训练 肢体活动
21:30	如厕	观察 示范 协助
21:45	就寝	观察 示范 协助

现实导向是非药物生活方式中重要的环节。

我每周都会在 A4 纸上印上当天的日期，每周七天，每天印五张。比如上面写着大大的字"今天是 2001 年 12 月 8 日星期三"，在父亲卧室床前的墙上、客厅父亲喜欢坐的位置对面的墙上、饭厅父亲的座位一抬头便可看到的墙上，都挂有当天的日历。

早上六点，我请父亲起床时，会先拿一张印有当天日期的白纸。父亲一睁开眼睛，我就先念纸上的日期，请父亲看一遍，再请他看看墙上的日历，两者是否一致。父亲开心就跟着念一遍，但他骂我"神经病"的机会比较多。我开不开心并不重要，重要的是他会开口讲话（即便是骂我），也认得清当天的日期。

认知症患者在入睡后，他的时空环境会回到时光隧道的何时何地让他成为何人？我们无法了解与掌握，唯有帮他拉回到现在的时空环境，才能避免他出现精神行为症状。现实导向活动是非药物生活方式的活动，可以帮助建立方向感以免精神行为症状的产生。早上起床时就应进行，每天随时重复进行，因为他们实时的记忆受损，记不住是可预期的，能记得的话，说明当天精神状况尚佳，认知及记忆功能维持得很好。

接着，我们会进行日常生活基本功能照护：进食、个人卫生、上厕所、洗澡、穿脱衣服、大小便控制、平地行走、上下楼梯、上下床及椅子等，这一切我们都让父亲自己来，而我们会在旁观察、协助、鼓励、照护。这些动作，如果嫌他们做不好、动作慢而去代劳的话，只会加速长者的退化，失去非药物生活方式的意义。

在每天生活中，我会规划练习认知、记忆、肢体功能的活动，为父亲一一安排，比如拼图，念书写字，连连看游戏，打麻将，下象棋，写书法，画图，玩七巧板，丢圈圈，丢沙包，玩积木，看过去的家庭照片，一起回忆照片中的故事，做家务，做算术，购物，外出活动，等等。

这些活动包括日常生活基本功能及工具性日常生活功能[①]的练习，也包括认知和肢体功能练习的活动，把这些活动安排在父亲每天的生活当中，让他随时都在做具有康复治疗内涵的活动。随着退化程度不同，规划活动的困难程度会有所不同。

父亲离开我们的那一天，已经失语，叫不出我们的名字，但早餐还是可以自己吃，他维持了做一个人的基本尊严——"吃"，享年九十二岁。

---

① 相关评定量表可以参见附录。

照护笔记

❶ 非药物生活方式的目的是让认知症长者能够开心快乐。如果他不喜欢某项活动，可以立即换其他活动，或以点心等食物转移他的注意力，活动越多越好。

❷ 生活照护与非药物生活方式相结合，要掌握核心价值：开心、快乐。要坚持基本理念：重视过程胜于结果，重视心理感受胜于外在行为表现。

❸ 每位家人及护理员都可为长者规划与执非药物生活方式的，医疗专家可以提供协助与咨询。

认知症知识

❶ 认知症药物的作用是减缓认知功能的退化，非药物生活方式则是协助药效的发挥、防止精神行为症状的产生、延缓认知以及肢体功能的退化。

❷ 非药物生活方式尽量融入日常生活中，只有让长者动脑动手动脚，才能延缓退化。

❸ 人生由不同的阶段构成，生活由许多活动所构成，要活就要动，是日常生活中最基本的内涵，认知症长者的生活要以非药物生活方式为内涵。

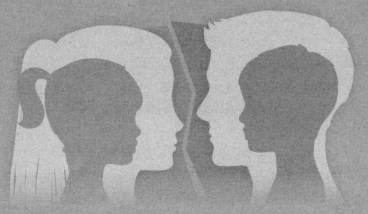

第 4 章

家人 "爱的工作"
如何居家照护认知症患者

培养称职的照护者

在中国，家庭可聘请居家护理员、保姆、阿姨等来协助照顾长者。本节可作为参考，帮助大家了解如何训练她们及与她们如何相处。

我们的外籍看护每天都陪父亲到日间照护中心。她照顾父亲极为仔细，比如何时要去上厕所，何时要开始走路运动，吃饭时是不是守规矩（父亲会去抢邻座老先生妻子的菜），午睡时是否能安静入睡，在父亲闹情绪时要不要哄着他，这些她都很留意。连日间照护中心的资深护理员都夸她说："从没见过这么好的外籍看护。"

但这一切不是从天上掉下来的，因为有人在教导她，这个人就是负责拟定照护计划的照护经理人——也就是我，别奢望医疗机构会帮你做这些，我与外籍看护都是在做当中学。只是我先学，她跟着我学，我再教学相长，因为认知症照护领域要学习的东西实在是太多了。

我们家的外籍看护以前在台湾工作过，但从来没有照顾过认知症长者。因此，我先让她了解什么是认知症、可能有哪些精神行为症状以及这些状况发生时要如何应对。我也将父亲的日常作息告诉她，几点起床，起床后要做哪些运动，刷牙时要站在父亲面前示范，让父亲自己刷牙，洗脸也要父亲自己动手，让他自己穿衣服，只需要从旁协助，我们一件一件地示范，带着她做，也让父亲习惯家里多了一个人。

我们会犯错，她也会犯错，没有人是圣人。当她出现重复性的错误时，我们会请她记下来贴在墙上，随时提醒自己。第一个月她很辛苦，但我更辛苦，巨细靡遗地教了一个月，让她熟悉工作内容并逐渐上手。她上手后，我们就可以慢慢放手，但仍然需要随时关注，一旦她有任何问题，我们夫妻俩就立刻出手帮忙，让她知道她不是孤立无援的。

当初我们开始找外籍看护时，就打定主意，她是来照顾父亲的，不需要帮忙做家务，三餐都由我妻子张罗，外籍看护顶多帮忙扫扫地，或者每周末用洗衣机帮忙洗一次衣服，前提是她在做这些工作时，我们夫妻二人中一定有人陪在父亲身边。

法律上既然是称为外籍"看护"，那就应该先教会她照护范工作内容与技巧。一方面，可先减轻家庭照护的负担与压力；另一方面，可让认知症长者慢慢将外籍看护视为家人。安排非药物生活方式的活动时，让长者与外籍看护的互动增加，能防止长者出现精神行为症状。

外籍看护（护理员）与家庭帮佣不同，但在台湾（其实新加坡和香港也如此），也将外籍看护当作家庭帮佣，甚至还从事生产活动。一人兼多项工作内容，一天工作时数往往超过八小时，甚至十几个小时，周日虽然给一天加班费，但一周七天，天天如此的话，就连机器都会疲乏，更何况是人。

父亲有段时间有睡眠障碍，半夜里会吵闹。遇到这种情况，我们就会把他扶轮椅上坐下，让他由着性子玩他的玩具。我们坐在一旁陪伴父亲，让外籍看护继续睡觉，因为她第二天还要照顾父亲。如果睡眠不足，精神不济，会影响照护的质量。

特别要注意，必须重视外籍看护的心理状况。有时，心理适应比环境适应及技巧学习还重要，尽量协助其心理适应，包括宗教活动及协助安排适当的与其同族人士的互动等，关心与协助是重要的方式，照护认知症长者本身压力就大，心理适应、环境适应、学习技巧、语言学习等，都需要时间。

千万不要认为有专职人员看护，家人就没事了。因为他们不一定都知道如何照顾认知症长者，还必须要由家人来教。如果家人自己都不了解认知症，如何教？如何维持或提升照护质量？惟有家人成为管理者，拟定照护计划，并给予指导，才能保证照护质量。

同时，外籍看护对长者过去的人生经历、兴趣、偏好、个性、现有能力等了解有限，对认知症病程和非药物生活方式等认识也不够，甚至可以说完全没有认识。所以，建议家人中有人来担任经理人，由他来负责规划认知症长者的非药物生活方式的活动及内容。

为了让外籍看护能够成为得力的帮手，我先成为照护经理人，将父亲视为个案，规划出家中认知症长者生活上所需要的项目。一般而言，健康医疗、康复、肢体运动及生活照顾，对认知症患者很重要，将这些内容形成规律化的生活作息表。先与长者的医生讨论是否适宜，修正后再回家与外籍看护进行沟通与说明。

由于教育背景不同，要想一一落实照护计划，家人还需要带领着外籍看护（护理员）实施，一边演练一边解说，让她熟悉计划内容、每一项工作及其背景和原因。同时，也可根据对方不同的文化背景，进行不同的诠释，并根据需要对计划进行再次修正，这是落实整体计划的关键。

选择外籍看护，就像为长者选择照护机构一样，首先要检视长者的条件及需求。例如，每一位认知症长者病程不同，需求也就不同。轻度认知障碍或轻度认知症长者，主要需要陪伴及照护；一旦发展到中度或重度，照护重点就会转移到身体护理，长者肢体功能退化后，甚至还需要移位及翻身等。一切都必须先摸清楚长者目前的条件及未来可能的需求。

合适且敬业的护理员，不仅可以照顾好长者，还可以减轻家人的负担与压力。如能将其视为家庭成员，尊重他们的工作权利及文化，保持顺畅的沟通与互动，有利于保证整个家庭的生活质量，维系亲情。

照护笔记

❶ 认知症的相关知识及照护细节，家属要学，外籍看护也要学，给她们学习的机会与空间，尊重她们。她们的照护技巧与能力得到提高后，长者的生活质量也会随之提升，家属的照护压力也会随之减轻。

❷ 我们都可能犯错，外籍看护也不例外。重点在于是否知道错在哪里？是否能改过与成长？谁来指导她们以后不再犯同样的错误？

❸ 如果外籍看护不懂非药物生活方式的核心价值与理念，也没关系，只要她们愿意去落实与执行，可在做当中去学。关键在于家属在照护方面是否是一个合格的经理人。

❹ 认知症病程的变化、生理疾病的症状、心理情绪的改变、环境的变化等，都会影响长者的行为与精神。对此，家属与外籍看护都需要学习与了解。

照护体系的建立

认知症是一种不可逆的慢性疾病，一旦确诊，将伴随着长者一生，长期的照护，不是一个人能够一肩挑起的重担，因此建立一个可行的照护体系就十分重要。

我为父亲建立的照护体系是先检视家庭中可以用的资源，包括人力、知识、照护技巧、财力、可咨询的对象等，这些是可以转换的，以便提升照护质量。以我个人的例子来说，胞妹远在海外，不愿意分担照护工作或财务，所以就只剩下我与妻子两人来承担。我虽已辞去工作，专心照护父亲，但妻子还在上班。当年父亲还在轻度阶段的时候，不需要太多照顾，但我一个人也无法全部承担，因为这是一条漫长的照护之路。

万般无奈之下，我只好利用经济资源转换来增加照护人力。首先是请一位护理员，接着为父亲申请前往日间照护中心接受周间白天的照护。前者可协助我一起照护父亲的日常生活，减轻我的照护压力，也使我有时间去学习认知症知识及照护技巧。后者是政府提供的一种喘息服务，不但可以让我喘息一下，外籍看护（护理员）也可以喘息一下。日间照护中心有专业的认知症护理员来协助父亲。

父亲发展到重度阶段之后，家中需要增加照护人力时，妻子办理退休，从原来的部分时间增加为全部时间。因为父亲肢体功能逐渐退化，更多需要身体上的护理，随时需要两个人合作，包括移位、如厕、换尿布、更衣、出门等。

当父亲发展到重度之后，日间照护中心无法继续提供服务，我们只好选择前往医院，由他们来安排康复时段。一方面，由专业人士协助康复工作以减缓退化；另一方面，让父亲出门，有机会接受外界的刺激，可以增加他视觉与认知上的刺激，最后也可以让我们照护的人喘息一下。

如果受限于经济能力，是否无法转换照护资源呢？现在，有些地方政府因无法提供完整的认知症照护网，于是转为提供预算，各区分别成立社区综合养老服务中心、认知健康支持中心、社区发展服务中心等，充分整合三甲医院、专科医院、专业团体等资源，为认知障碍及慢病调理赋能。通过日间 8 小时托养、长照 24 小时照护、心理介入、康复介入、社会工作者协助及医疗转介，实现医疗、康复、心理、社会工作等无缝衔接全流程服务。

虽然有各种认知症非药物活动和教育训练课程，但是通过这些课程，家属还是无法掌握系统化照护知识及技巧，仍然得依靠自己来规划与学习，找到合适的信息来为长者拟定系统化照护计划，建立规律化生活方式。

照护体系还包括知识与照护技巧。有了足够与充分的认知症知识与照护技巧，才可能事半功倍，才可能对症下"药"——这里指的是，非药物生活方式的活动。我从 2004 年开始，参加各种认知症、老人医学、神经医学、康复、口腔医学、营养学、长期照护等训练课程、研讨会、大学、研究所课程等，总计超过六百场，通过这些重要的学习来源，我掌握了照护父亲的知识与技巧。有了适当的知识与技巧之后，不仅可提升照护质量，还可减轻照护的负担与压力。

可咨询的对象也是照护体系中不可或缺的。认知症长者的照护非常个性化，也是多变的。碰到新的状况，必须找到合适的专家来咨询，包括医生、护理师、康复师、营养师、药师、社会工作者、心理治疗师、认知症资深护理员等。家人平常就要有咨询对象名单及联络方式，参加认知症家属支持团体也是一种咨询专家的渠道，也可缓解压力与稳定情绪。

据我的了解，在国内有许多地方政府加入了"长期护理保险制度试行"——长护险，纷纷深入推进医养结合工作，完善老年健康服务体系，在照护体系中的社会资源为政府提供服务。以上海市为例，设有社区综合养老服务中心，包括长者照护之家、日间照护中心、助餐点、护理站或卫生站等在内的"枢纽式"养老服务综合体，老年人不出社区，基本上就能够享受日托、全托、助餐、助浴、康复、护理等各种养老服务，实现了一站式综合服务、一体化资源统筹、一网覆盖信息化管理、一门式办事窗口的"四个一功能"。

截至 2020 年底，上海的社区综合为老服务中心已建成320 家，720 家老年人日间服务中心，187 家短期托养为主的长者照护之家，6150 家标准化老年活动室，逐步形成了 15 分钟社区养老服务圈。社区老年助餐服务场所 1232 个。根据规划部署，到 2022 年，社区综合养老服务中心将超过 400 家。十四五末，将达到 500 家。

将长者送到全天候住宿制养老机构，也是一种利用财力来转换照护人力的方式。但这并不表示家庭没有任何照护人力需要，因为最了解和熟悉认知症长者的，终究是他的家人。养老机构往往也是照护人力不足，更无法提供亲情的支持。如果能安排家人每天轮流去养老机构陪伴长者，也可消除或减少长者被遗弃的感受。况且，有亲情的支持，照护质量也可以得到进一步提升，让长者有一个较好的晚年。

照护笔记

❶ 照护体系是因认知症长者需要长期照护而建立的人力与资源整合体系，各资源彼此可转换。因病程阶段不同，照护体系所需的人力、知识和技能等会有所不同。

❷ 认知症长者的照护是不容易的，压力很大，具有高度的挑战的，仅仅依赖于个人力量或有爱心是不够的，需要辅之以体系的力量。

❸ 认知症照护体系需要整合家庭及社会资源。

生活方式与环境的重建

我们搬回家照顾父亲时，整修了父母住了三十多年的老屋。父母生性节俭，家里从未大修过，部分水管已不通，卫浴设备老旧，厨房不堪使用，墙上的壁纸也都剥落了。我知道父亲的状况只会越来越退化，一旦发展到重度，肢体的控制也会出问题，所以我们一定要未雨绸缪，先做无障碍空间的规划与安排，让他及早熟悉环境。

这样的整修是一项大工程，不是三两天就可以完工的，而且施工过程中尘土飞扬，不能住人。罹患阿尔茨海默病的父亲有被害妄想和被遗弃妄想等，即便每天门窗紧闭，家中还是放了一大堆棍棒。家是可以庇护他的安全城堡，平日里他就不愿出门，更不用说还要他离开家在外面住上几天了。

于是，我请妻子的一位同事帮忙，只做最必要的整修，务必在最短时间完成，最重要的是做好无障碍空间，方便日后父亲的活动，同时外观上维持原样，因为认知症长者不宜变动居住摆设、环境，在陌生的环境中，更容易出现陌生、退缩、恐惧进而产生精神行为症状。

根据统计，浴室是长者最容易跌倒的地方，所以我首先将浴室地砖换成防滑地砖，然后打掉浴缸，换成淋浴，这样一来，就宽敞多了。然后，在墙上加装扶手让父亲可以抓握，马桶旁也装扶手，让父亲如厕起身时有着力点，浴室的门槛也打掉以便日后轮椅的进出。

我请康复师到家中进行环境评估，查看父亲平日的动线，看看哪些墙面上需要装扶手；父亲卧室的动线我们也仔细察看，怕他晚上起床上厕所时可能会在迷迷糊糊地摔倒，同时也装了一个夜灯，以免夜间室内一片漆黑。

认知症长者待在熟悉的环境中会有安全感，从而减少精神行为症状。因此，我们所有的整修都尽量维持原状，壁纸找与原来相似的，厨具也尽量找与原来相同的。说来也不简单，找这些三十年前的老物件，还真花了不少精力。

一切准备好之后才开始动工，一个星期内必须完工。至于已经一块块翻起来的拼花地板，如果也要整修，工程更浩大，所以我们也就算了。

在这期间，我安排父亲住在他军校老同学的家中，他便是认识了六七十年的老朋友。父亲过去也时常到他家中走动，所以不算是全然陌生的环境，加上我白天去陪伴，所以父亲虽然不习惯，嚷着要回家，但也没有出现太多的精神行为症状。

回家后，父亲并没有觉得家里有什么变化。我们从此开始了新的生活，我把客厅的沙发桌椅等搬开，留给父亲作为运动的空间。

父亲过去日夜颠倒，晚上不睡觉四处查房，以至于白天累了会打瞌睡，这样的恶性循环让全家人都不能好好休息。后来，我们每天早上陪着父亲做些简单的运动，还让他晒一下太阳，充分刺激脑内褪黑色素。同时，安排他到日间照护中心参加活动，并叮嘱陪他同去的外籍看护，留意父亲是否能参与活动，以减少他打瞌睡的可能。晚餐后，则陪他外出散步，回家后再让他做做算术或写书法、画图等，如此充实的生活，可以使父亲就寝后一觉睡到天亮，逐渐养成有规律的生活习惯之后，情绪也稳定了。

父母出身于战乱中，在那个物资匮乏的年代，他们养成了重口味，而且要吃大量米饭才算吃饭。我刚开始照护父亲时，他极胖，肾脏不好，又有三高的隐忧，因此我决定改变父亲的饮食习惯。首先，听取营养师的建议，让父亲清淡饮食，少油少盐，增加粗纤维，同时减少淀粉的摄入。

早餐，父亲吃的是我们自己做的豆浆煮麦片，加上各种坚果磨成的粉和葡萄干及蔓越莓，有时换成红豆和紫米煮的八宝粥。中午，日间照护中心供应三菜（两荤一素）一汤，加上一碗饭。晚上，在家也是三菜一汤，把握住少油少盐的原则，菜品尽量丰盛，但没有米饭。

父亲一开始很不习惯，抱怨菜没味道，更骂外籍看护笨，每天都忘记煮饭。当时妻子还在新闻界工作，晚上都不在家。我就对父亲说："你看，只有我们父子俩在家吃饭，你儿媳妇为了让你吃得好，每天加班到三更半夜，她要加班加到天亮才回得来。"父亲听了之后于心不忍，就不再坚持要吃饭。同样的戏码每天上演，一两个星期后父亲不知是习惯了晚餐没有米饭，还是根本忘了要吃饭这件事，从此不再抱怨。反倒是周末我们陪他外出用餐时，他开始嫌弃外面的菜，说是太咸。

一年下来，父亲的身体变结实了，精神与气色都比过去好，最重要的是他的体验报告上各项指数都正常了。

照护笔记

❶ 环境改造是照护认知症长者的重要事项，越早进行越好，环境有疗愈及照护支持的功能。

❷ 无障碍空间规划是照护认知症长者不可或缺的环境要素。

❸ 肢体功能逐步退化是认知症长者无法避免的退化结果，及早设置扶手，让长者从熟悉到自己能扶着走。最好先使用拐杖、助行器等，避免直接坐轮椅。这些小技巧都可以减轻照护员的压力及身体伤害。

认知症知识

❶ 对认知症长者，千万不要轻易变动家中的摆设或居住环境，熟悉的居住环境可增加安全感，能稳定情绪，生活照护会比较容易。陌生居住环境容易产生精神行为症状，甚至加速退化。

❷ 避免跌倒是老人照护的重点，对认知症照护更是一大挑战，通过环境改造及加强肢体活动，可以增加肌耐力与平衡感、增进营养、注意视线、事先排除跌倒危险因素等，都可降低跌倒的风险。

谁是导演？谁是演员？

既然认知症也是一种慢性疾病，为什么不像其他慢性疾病一样好照护呢？关键在于认知症长者的认知功能缺损，影响到了他们的记忆、决策、辨识、语言、方向感、现实导向等功能，使他们逐渐丧失生活自理的能力，生活上从部分需要他人协助到全部必须仰赖于他人，会导致护理员的负荷逐渐加重。

90%的认知症长者容易出现精神行为症状，包括被遗弃妄想、被偷妄想、被害妄想、嫉妒妄想、视幻觉、听幻觉、错认、抑郁、焦虑、睡眠障碍、重复行为、游走、病态收集、不当性需求以及进食障碍等，导致家人无法正常生活，压力越来越大。如果不了解认知功能，不理解认知功能与生活能力之间的关系，家人很难懂得照护，甚至可能引发家庭冲突或悲剧。

我告诉母亲，医生诊断父亲已有疑似认知症的症状，但还在轻度认知障碍阶段，如果按时服药，多动脑，多活动，是可以延缓退化的。但是，母亲不了解什么是认知症，更不懂认知功能是什么，她认为，父亲没有生病，本来个性上就疑神疑鬼，脾气暴躁，所以她不以为然，也不督促父亲按时服药，最终导致父亲的认知功能持续退化。

我刚回到家开始接手照护父亲时，父亲已经很多天没有洗澡了，身上的衣服也是多日未换，胡子也没有剃，他还收集了一堆棍棒，重复买白砂糖及衣服等，动不动就出口骂人，动手打人，对人没有任何信任感，总是担心有人要加害于他，这是典型的被害妄想等精神行为症状。

后来，我上网找到美国阿尔茨海默病协会网站上所提供的照护方法及相关网站提供非药物生活方式的做法，经过阅读、吸收、消化并过去所学的社会科学知识结合，了解到认知症长者的精神行为症状是认知功能缺损所产生的后果。

因认知功能逐渐丧失，欠缺短期记忆、现实导向，脑部的时光隧道回到过去。他们根据自己所认知与记忆中的信息，开始编写自己的剧本，演自己的戏。虽然实体上，我们都在同一个时空中生活，但认知功能的差异，造成他们与我们处于不同的时空来看问题或谈话，所以彼此间无法建立"共识"，往往是两条并行线，没有任何交集。

一味顺从父亲，任由他自己来安排生活吗？但他已经失去了安排生活与活动的能力。他会选择回到自己的时光隧道，开始编自己的剧本，演自己的戏。例如，他会表示要回家，这里不是他的家，因为欠缺短期记忆及现实导向，此刻他脑海中的家是他小时候的家。不管他的话，他的精神行为症状会不断发生，退化也可能加快，我们也不得安宁。

我开始回想父亲过去喜欢的活动，包括书法、盆栽、手工、象棋、烹饪等。于是，我先将他现在的生活作息写下来，再着手将他过去喜爱的活动一项一项地慢慢放进现在的生活中。当然，刚开始他是抗拒排斥的，我们只能循循善诱，也因那是他原本熟悉的活动，只是配合我新写的剧本与台词来给予他更多鼓励与支持，他才逐渐从拒绝、尝试到接受。

我的台词是"老爸，你记不记得我小的时候你教我书法，从如何拿毛笔开始，到练习永字八法？"他没来得及回话，可能回到时光隧道开始寻找那记忆。我紧接着又说："你现在也教我好不好？我好久没写书法了，你以前不是书法写得很棒吗？"高帽子给他戴上，他就有些飘飘然，很有成就感，于是我立即将毛笔放在他手上，请他开始"教"我写书法。

他也随之开始非常平静地写书法，进入到我为他写的剧本中，专注地拿起毛笔"教"我书法。他与我之间开始依我规划的剧本与台词来"演"这场认知症非药物生活方式的戏。此刻，他已不再有精神行为症状，而是心情稳定，神情专注，回到他过去的样子。

但我心中明白，他永远回不去了，只是因为我为他写的剧本，而让他去演一位好父亲的角色。如果没有这样的剧本，他可能又会出现精神行为症状。我要长期为他写剧本，为他规划生活内容。我也了解，当他认知退化到重度以后，精神行为症状自然会减少或不再出现，但我还是可以为他写剧本，帮助他减缓退化。

照护笔记

❶ 让认知症长者来编剧和演戏，不如我们为他编剧本，让他来发挥自己的特长，转移他的注意力。非药物生活方式的活动，可以让他动脑动嘴，动手动脚。

❷ 为认知症长者准备的戏一定要符合他原有的专长、兴趣或喜好等，让他有意愿一起"演"。作为家人，我们还要放低姿态，鼓励与支持他们，帮助他们找回自我价值、成就感和快乐。

❸ 认知症长者因为记忆功能受损，会忘记自己还有这些技能与活动。同时，他们为了维护颜面，生怕子女知道自己"不行了"，所以容易退缩与消极。唯有家人的鼓励和支持，才能帮他找回过去的记忆，恢复日常生活。

❶ 非药物生活方式并不是什么高深的学问，家人及护理员了解与学习非药物生活方式的精神，进一步找出长者的兴趣与现存的能力或激发出他已遗忘的能力，规划日常生活与作息，帮助长者降低精神行为症状，减缓退化。

❷ 必须根据长者的认知、记忆、肢体功能退化的情况来调整"剧本内容"，重点放在非药物生活方式的活动上。

❸ 当长者情绪受生理、心理、药物、环境等影响而不愿依照剧本来演戏时，家人及护理员需要有应变能力，换剧本或变台词，目的是让长者情绪稳定、开心快乐，而不是为了活动而活动。

你来决定生活内容？
还是由患者来决定？

- 谁是制片人？
- 谁是编剧？
- 谁是导演？
- 谁是主角？
- 谁是配角？
- 谁是观众？

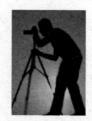

不同类型与病程有着不同的生活安排方式

我每天晚上陪八十三岁的老爸走五公里。2005 年，老爸八十四岁时，我陪他到福建省返乡扫墓探亲，当时从福州开车到闽西的宁化县需要八个小时。2006 年，我陪他到四川成都，参加他军校毕业六十周年纪念活动，还陪他游长江三峡和九寨沟等风景名胜……这一切都是我在他轻度认知症阶段为他所规划的活动，认知症长者可以在事先规划与妥善安排下出门旅游。

谁说的认知症长者不能旅游？！

父亲的阿尔茨海默属于退化型认知症，是无法根治的，约有 60%的认知症患者属于这种类型。脑部最先受到影响，掌管记忆与方向感的海马体受损后，新的记忆无法进入记忆区，然后才是肢体功能的退化。

记忆力退化是阿尔茨海默最明显的特征，所以在父亲轻度阶段，我们的照护重点是加强长期记忆活动，训练实时与短期记忆活动，培养肢体功能的活动，强化认知训练活动。

这些记忆与认知功能的活动，需要有良好的体能，所以我们首先为父亲规划肢体训练活动，每天做体操，让关节与肌肉活动开，晚上固定五公里的散步。接着，规划怀旧疗法活动，以长期记忆为优先，搭配实时与短期的记忆活动。

当年母亲在世，父亲还处于轻度认知障碍阶段，我就计划带着妻子先去父亲的故乡为祖母扫墓，提前了解整个行程、路况、住宿等，为父亲未来的返乡做准备。

我们到了福建宁化，父亲出生及念小学的地方。到了福州，父亲念初高中的地方。到了四川成都，父亲念军校的地方。各个地方都充满着父亲在各个不同阶段的回忆，这些都属于长期记忆，在父亲的脑海中都还留有印象或记忆，可以稳固父亲的长期记忆，增强他的自信心。

我经常陪父亲玩扑克牌，这是实时、短期记忆与认知活动的训练。例如，我拿出四张牌，同一数字但不同的花色，让他先看一遍，然后盖起来，请他挑出某一花色的牌。又或者，我挑出十张不同数字的牌，请父亲挑出任意两张牌，让他试着做加减运算。

为父亲轻度阶段规划的活动中，有户外的，也有室内的。这个阶段的患者肢体功能非常好，所以我们的活动目的以维持肢体、加强记忆、训练认知为主。父亲以前的朋友或亲戚遇到他，如果谈起过去的事情，不会有人觉得父亲有异样。但如果讲话的内容没有过去的主题，当父亲一开口讲话，就很容易说出重复的话或句子，这就表明短期记忆出状况了。

父亲在中度阶段的生活规划与轻度阶段的生活规划差异不大。我们安排父亲春节回到福建家乡过年，与亲友一起度过他记忆中儿时味道的年。我请他的两位妹妹每天分别陪他聊儿时的事情，尽量避开不愉快的事。我在旁边记录与拍照，这些都是我所不知道的父亲的童年与过去，更是我在父亲返回台北后采用怀旧疗法极佳的素材。

在重度阶段，父亲走路已经失去平衡，左侧肢体力量不如右侧，我们安排他进行了体检，发现有小中风^①的现象。于是，我们给父亲拐杖来协助他走路及平衡，并随时有人在旁注意他的行走安全。父亲这个阶段，主要强调认知与记忆功能活动，肢体活动则降至维持现状，不再去长距离散步，改以短距离及体操活动为主，避免跌倒是这个阶段的重点。

我们在生活上的安排以室内为主，但每天还是会出门，让父亲增加更多的刺激与多听其他人讲话。前一阶段，还可去日间照护中心参与活动，后一阶段则改去医院进行康复活动。所有的过程，我们都陪伴在一旁，因为这个阶段，父亲已逐渐失去主动参与的意愿。例如，玩丢球游戏，我们拉着他的手，去抓球与丢球，先引起他的兴趣之后，他会自己丢球；接着，我们抬起他的脚来踢球，引发他的兴趣后，他会去踢球。这些都属于动作记忆，可以达到肢体活动的效果。

---

① 编注：小中风即"暂时性缺血中风"，指的是脑血管病变，小的血块阻塞了血管，轻微累及到终末端的血管，症状可能也比较轻微。小中风发生前，有一些明显的征兆，包括突然口齿不清，说话模糊，身体局部麻痹，四肢无力，失去平衡，眼前发黑等。症状持续时间可为几分钟到几小时，可用FAST 原则来做基本判断。小中风脑卒中的先兆之一。脑卒中俗称中风，是脑血管病的一种，包括出血性和缺血性两大类。

　　我们如此做的目的是，避免父亲失去与他人或外界互动的兴趣与能力，渐渐变呆或嗜睡，甚至卧床。一旦那样，退化会更快，所以为了让生活有内容、有乐趣，我们总是尝试着找出更多让父亲能够接受的活动，让他愿意去玩、去做，以减缓退化。

照护笔记

❶ 生活上的安排要结合长者的认知症实际类型与病程。

❷ 生活上的安排，重点在于根据长者所患认知症的类型，从认知和肢体两大方面来稳定或强化他的记忆、决策、辨识、语言、方向感、现实导向等功能，要排出活动的先后顺序与重点，但前提是必须符合长者的兴趣、现有能力与人生经历。

❸ 认知症长者在轻度阶段，还可学习新东西，甚至可激发潜能，但学习能力不如以前；中度阶段，以参与、互动为重点；重度阶段时，须利用多重感官来刺激与沟通并以此为原则来安排生活细节。

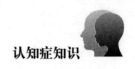

认知症知识

❶ 认知症病程分为几个阶段，家人与护理员以此为依据来规划适当的生活内容与活动。

❷ 了解认知症的不同类型，有助于家人与护理员懂得从认知和肢体两方面配合医疗检测。根据退化顺序的不同来拟定不同的活动规划。

❸ 无论哪种类型，认知症长者进入重度阶段以后，在认知和肢体两方面都会退化成一样的情形，坐轮椅、卧床、失语、失能、肢体无力以及吞咽功能退化等。

认知症的病程

初期（1～3 年）：早期症状经常被疏忽，延误就诊。

- 记忆：健忘，对近期发生的事没有印象，不能学习新的事物，忘记人的名字，语言表达出现困难。

- 定向力：分不清楚现在是几年几月几日，在不经常去的地方容易迷路。

- 判断及解决问题：对事情难以下决定。

- 小区事务：不爱出门。

- 家居及嗜好：对于日常生活嗜好及活动缺乏兴趣。

- 个人照料：可能需要提醒。

- 性格或脾气改变（变得孤僻、暴躁、爱发脾气、多疑、妄想等）。

中期（2～10 年）：在日常生活事务的处理上变得更为困难。

- 记忆：遥远和近期的记忆减退，日趋严重。

- 定向力：不认得较不熟的亲友，时空错乱，分不清晨昏。

- 判断及解决问题：脏衣服当干净衣服晾或穿，夏天穿冬衣，上衣当裤子穿，社会价值的判断力已受影响。

- 小区事务：无法自己出门搭车和购物等。

- 家居及嗜好：只能做简单的家务，整天待在房间里，不出门。

- 个人照料：进行多种活动时，需要监管（如开始失禁）。

- 激动的行为（如胡思乱想，突然发怒）或出现幻觉或其他精神困扰，慢慢失去阅读及语言能力。

后期（8~12 年）：记忆丧失严重，其他身体症状愈发明显。

- 辨识能力：不认得或偶尔认得亲友。

- 判断及解决问题：无法判断或解决问题，在公共场所出现不适当的行为。

- 小区事务：无法独立胜任家庭外的事务，病态。

- 家居及嗜好：常有无目的的动作。

- 个人照料：大小便失禁，吃饭只会用手指头，需要有人喂食，可能会有吞咽困难而需使用鼻管喂食。

- 说的话无法理解或不相关，反应迟钝或没有反应。

- 卧床，无法坐立或站立，肢体挛缩。

总之，阿尔茨海默病平均余年约八到十二年，如果患者得到完善的照顾，有些认知症长者寿命甚至可以延长到十至十五年左右。个别差异很大，有的人进展快，有的人进展慢。

认知症整合照护：以家庭为核心

老爸有轻度认知障碍时，开始出现精神行为症状。由于记忆功能受损，他经常忘东忘西，再加上又有被害妄想，就算将自己银行账户的钱全转入母亲的账户也不放心，还会将母亲的存折与印章收起来，结果自己最后还是又找不到。因为他也记不得放哪里了，所以母亲就只好到银行挂失，重新申请办理。

最后，我们发现东西都藏在父亲裤子的暗袋内，连他自己都忘记了，而那条裤子他每天都在穿，所以当然谁也找不到。

我的大学老师也患有阿尔茨海默病，他喜欢每天外出走路，但在记忆及认知功能受损的影响下，经常找不到回家的路。他的儿子，也是我的高中同学，想过安排家人或护理员跟着老人家，但老人家不接受，最后他只好退而求其次，给老人家买了个有卫星定位功能的手表。

老人家在 2013 年 11 月走失（并不是第一次），还好，三天后搜救队在台北四兽山^①上被找到。2014 年 6 月再次走失，当时没有戴卫星定位手表。三天后在台北市与新北市交界的华江桥下河边被发现，师母及家人痛不欲生。但悲剧一旦发生，就无法挽回。

---

① 编注：位于信义区，由狮、虎、豹、象四座山组成，山顶海拔 183 米，从观景台上可以看到台北市的全貌。

对认知症长者的照护，不是仅指生活照顾与医疗护理，而是指生活照护与生活保护。他们的认知和记忆功能受损，又有精神行为症状，生活上逐渐没有能力判断有无危险和保护自己。例如，对于燃气灶、煤气、火烛、热水、电器以及红绿灯等交通信号等，他们失去了判断、辨识与正确使用的能力，所以家人或护理员在生活上必须加以注意和保护，否则一不小心就危及长者与其家人的生命财产安全。

此外，家人最了解长者的成长背景、个性、兴趣、喜好、现有能力等，所以家人对长者的支持与关怀，是认知症长者情绪稳定和安全感的最大来源。如果要为长者进一步规划符合他个人规律的生活作息，家人应该最清楚哪些是长者容易接受且有意愿参与的。

如果家人无力照护认知症长者，就要考虑送照护机构。但即便如此，机构的照护人力也不可能是一对一的照护。家人最好每天或经常前往探视，借助于机构"应该有的"专业的照护能力与知识来弥补家庭的不足，但对长者的关怀与支持，家人仍然是责无旁贷的。

更重要的是，照护认知症长者需要跨领域的知识与技能，神经医学、老年医学、药理学、康复、营养、护理、语言治疗、社会资源、辅具等知识，需要"整合照护"，综合各专业人员的意见，建立一个适合长者的个性化照护计划。

问题在于，谁能为长者建立一个真正合适的个性化照护计划？

认知症照护的特点是，生活照护重于医疗照护。大部分认知症长者并无急性症状，主要需要生活方面的照护，以非药物生活方式的活动为主。即使是有多重共病的患者，也主要是生活上的照护。这些都应该以长者的人生经历、教育程度、兴趣、喜好、现有能力等方面为主要考虑因素，以此来建立一个合理的照护计划。

同时，认知症长者照护计划也要由家庭来执行。家人在规划时，必须考虑家庭的资源与能力。无法制定一个标准化的照护计划让所有家庭套用。因为每个家庭的教育背景、经济条件和生活状况均不同。可行的照护计划要以家庭为核心，因为是由家庭的力量去照护；要以长者为中心，因为要符合长者的需求。

如果医疗机构无法提供，社会上也无民间团体可以选择，那么在认知症长者需要照护计划的时候，家庭是否应该责无旁贷扛起这份"爱的工作"？

医疗专业人士可成为家庭在规划照护计划的重要咨询对象，但长者的日常生活照护要由家庭来协助与支持，认知症整合照护自然必须以家庭为核心。

照护笔记

❶ 生活上的安排，要配合认知症长者原有的生活作息来进行逐步微调，目标是建立以非药物生活方式为内涵的生活作息规律来缓解长者的精神行为症状，减缓认知功能的退化。

❷ 生活上的安排必须要与长者的兴趣、能力与人生经历相吻合。

❸ 没有人比家人更了解认知症长者，家人以长者个人人生经历、教育程度、兴趣、喜好、现有能力等内容进行规划。家人为长者建立一个合理的生活照护计划，无异于是在传递爱。

认知症知识

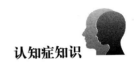

❶ 认知症整合照护是指以家庭为核心、以长者为中心、以社区为照护支持网的整体架构。

❷ 认知症整合照护,特点是生活照护重于医疗照护。

❸ 专业医疗人员及社区认知症支持网,是认知症家庭在照护上的最佳咨询角色。

家庭是认知症整合照护的关键要素

- 以认知症长者为中心
- 以家庭为照护核心
- 以社区为照护支持网
- 家属支持团体的运作

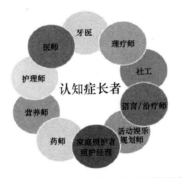

失智症家庭、照护者与医疗人员间应有充分的沟通与互动,建立以长者为中心的合作,提供家庭所需的专业照护知识与技能,以降低精神行为症状,减缓患者退化。维持家庭正常生活,达到和谐与快乐。

罹患认知症，仍然有自尊，有感情

痴呆症或失智症，不少人不愿意接受这种名称，认为罹患认知症是一种侮辱，因为他并没有失去智慧、智能、感觉和自尊。日本有个例子更能说明家人忽略认知症长者的心理感受以及也不知道患者自己也希望不给家人造成困扰。

看到日本这则新闻，我的眼泪一直无法停下来。正如本书开篇的标题"我的悔过书"，为什么我们总是等到事后无法弥补时才会感到懊恼与后悔？为什么专业人员无法放下傲慢以同理心去体谅认知症长者及其家属？

日本网友进一@BUSMANTHEWORST 在推特中发文，说某天他到已经离世的父亲的房间睡觉，偶然间翻出父亲生前写的日记。因为父亲患有认知症，常常一边惹得母亲生气。一边和自己的记忆打架，一边努力记下笔记。在本子里可以看见他父亲不断反复地记着类似的句子，像是"不要擅自行动""只做被吩咐要做的事情""不要做多余的事情""不要给别人添麻烦"，等等，纸上都是些他父亲留下的歪歪扭扭的字迹。

他父亲的字迹起初还算工整，但逐渐变得歪歪斜斜，几乎都是在不断提醒自己不要麻烦别人。此外，进一又发现父亲在笔记本中夹着一张纸，上面竟然写着"不好意思，进一"，让他忍不住崩溃，大哭起来。他说："看完笔记后，才知道父亲当时有多挣扎，私底下是多么努力地对抗夺走记忆的病魔。"

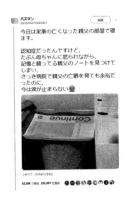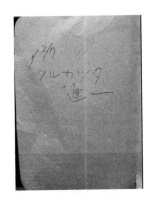

很多网友看到这则推文后纷纷替他加油，也祝福他的父亲："认知症本人真的最辛苦，在不知不觉中做了讨厌的事情，清醒时又会很自责，那样的想法都写在笔记本里了。""不给人添麻烦这句看哭我了，父亲的性格值得缅怀，请节哀。"还有人分享了自己亲人患上认知症的经历："我的祖母也患了认知症，几年前去世了。她也有类似的笔记，每天记着今天做了什么，不要再这样做了，不断重复着，我看到也是泪流不止。"

进一在看到这些留言后十分感动，除了感谢大家送出的祝福，同时也分享了父亲认知症状况较轻微时所写的笔记，字字句句仍然让人心疼。

我们在面对认知症长者时，如果只是看到他的精神行为症状，往往在情绪上会受影响。如果认知功能缺损，患者言行确实无法与过去认知功能正常时一样。他们常常是"身"或者

"言"不由己。我们忽略他的感受，忽略他仍然有感觉，进而忽略他的自尊并也有好好做的愿望，只是希望他们能恢复"正常"，与以往一样。我们不愿意承认脑退化是不可逆的，无法恢复正常。

脑的退化无声无息，静悄悄地发生在脑的内部，至今医学上仍然束手无策。对此，我们只能接受与了解。如果发生在自己身上，结果也是一样。能够不一样的，就是今天的我们可以努力让每个人都了解认知功能退化及其对日常生活的影响。只有愈来愈多的人了解并能以同理心去面对，才能使现在以及未来可能罹患认知症的人有较理想的环境。如果持续污名化、标签化和排斥与拒绝，悲剧仍然会持续出现。

随着认知症病程的发展，患者的生活自理能力会逐渐消失，对他人的依赖会相对增加，但他的感觉仍然存在。感觉在，自尊自然也会存在。没有人希望别人认为自己"无能""无用""无智慧""无智力"。

这位日本网友的父亲也试图"努力做好自己"，不给他人添麻烦。但认知症患者因认知功能受损，记忆、判断、辨识、语言、方向感、现实导向等能力，均已逐渐丧失，无法像过去一样正常。我们若能通过医学确诊的鉴别诊断工具，了解是哪些认知功能受损并进而影响到他们的哪些生活能力，才能支持与协助他们，让他们继续"做好自己"，过着有尊严的生活。

照护笔记

❶ 认知症长者失去的是部分认知功能，随着病程的发展，认知功能缺损越大，但并没有完全失去个人的智慧、智能、感觉和自尊。

❷ 认知症护理员若能理解认知功能与生活能力之间的关系，再以同理心去对待认知症长者，就能真正理解认知症长者的言行，提升照护质量。

❸ 找到最适当的方式去支持与协助认知症长者发挥现存的功能，让他们持续"做好自己"，过着有尊严的生活。

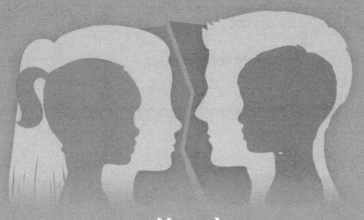

第 5 章

精神行为症状
让家人最头痛的认知综合征

　　认知障碍或者认知症可能出现的精神和行为相关症状如下所示。

精神相关症状

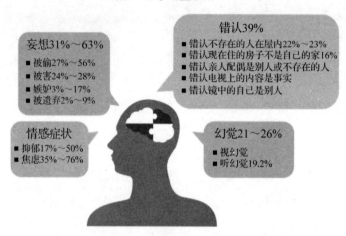

错认39%
■ 错认不存在的人在屋内22%～23%
■ 错认现在住的房子不是自己的家16%
■ 错认亲人配偶是别人或不存在的人
■ 错认电视上的内容是事实
■ 错认镜中的自己是别人

妄想31%～63%
■ 被偷27%～56%
■ 被害24%～28%
■ 嫉妒3%～17%
■ 被遗弃2%～9%

情感症状
■ 抑郁17%～50%
■ 焦虑35%～76%

幻觉21～26%
■ 视幻觉
■ 听幻觉19.2%

行为相关症状

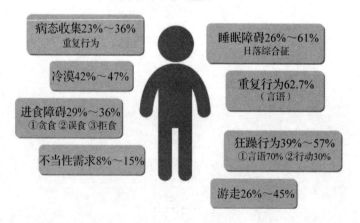

病态收集23%～36%
重复行为

睡眠障碍26%～61%
日落综合征

冷漠42%～47%

重复行为62.7%
（言语）

进食障碍29%～36%
①贪食 ②误食 ③拒食

不当性需求8%～15%

狂躁行为39%～57%
①言语70% ②行动30%

游走26%～45%

认知症病患的一些行为，往往也会给家属及照护者造成巨大的压力，如下所示。

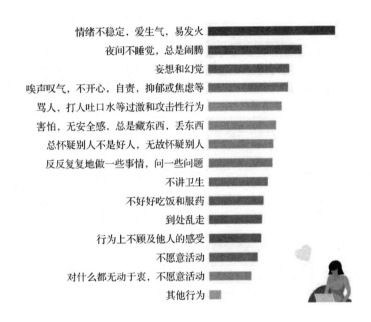

情绪不稳定，爱生气，易发火

夜间不睡觉，总是闹腾

妄想和幻觉

唉声叹气，不开心，自责，抑郁或焦虑等

骂人，打人吐口水等过激和攻击性行为

害怕，无安全感，总是藏东西，丢东西

总怀疑别人不是好人，无故怀疑别人

反反复复地做一些事情，问一些问题

不讲卫生

不好好吃饭和服药

到处乱走

行为上不顾及他人的感受

不愿意活动

对什么都无动于衷，不愿意活动

其他行为

妄想 1：被偷妄想

有一位九十六岁高龄的轻度认知症长辈，她喜欢收集口红。她年轻的时候，口红是舶来品，非常稀有。爱漂亮的她，特别喜爱收藏口红。一旦找不到自己想要的那支口红，她就告诉家人，护理员偷了她的口红。

刚开始，家人还真以为护理员手脚不干净。后来，家人从老人家的衣柜抽屉、书桌和书柜等处找出许多支口红。真相大白之后，就将这些口红收好。当她再说口红不见时，家人就按照她形容的颜色、品牌等特征，从中找出一只符合她描述的口红。趁她不注意时，放到她的梳妆台上。然后，家人在陪她找的过程中"不经意"地找到口红。

虽然家人也不责怪她，但她自己会说："人老了，就是那么糊涂。"她的儿子立即接着说："妈，不是只有你才会这样，我也会，我也是经常找不到眼镜。找到就好，我们去吃点心。"

这就是被偷妄想，认知症精神行为症状妄想中的一种。我的老爸也好不到哪儿去。

早期，父亲以母亲的名义在银行租用保险箱，每次开保险箱都是夫妻俩一起去，银行职员都认识他们。后来，父亲生怕保险箱内的物品被人偷走，执意要开箱查看。他去开箱时，像我这样的"闲杂人等"都不能在旁边。后来，他甚至认为放在保险箱里也不保险，宁可自己保管。

郑妈妈有轻度认知症，她是在家中到处找自己的银行存折，半年来几乎每几天就上演一次这样的戏码，弄得全家都不安宁。明明是郑妈妈东藏西放而自己忘了放在哪里，到头来还怪被别人偷走。

后来，他们找到了解决被偷妄想的妙方。

首先，在郑妈妈补办存折时，由一位家人立即拿去彩色复印十份，另一位家人则在银行陪郑妈妈等着领取补办的"存折"，他们事先还去买厚一些的纸来作为存折封面，当然要和真的一样。郑妈认知功能中的短期记忆受损，却并没有真正失去智慧。

将补办的"存折"送到交到郑妈妈的手中，看她紧张地核查存折的金额有没有少。她一辈子都在管账，虽已经罹患认知症，但存折上的数字却一直牢牢记在心里的。看到数字没错后，满脸的笑容立即取代了原先紧张的愁容。看到她高兴地将补办的"存折"放进皮包里，她的家人才松了一口气，赶紧将真的存折带回家收好。

每当郑妈妈找不到存折时，他们学会了先安抚她，告诉她别担心，会帮她找出来。这时，用她喜欢的点心及游戏来转移她的注意力，让她先放松心情。家人一方面陪她吃点心和玩游戏，另一方面悄悄把原先复印好的"存折"放到妈妈的皮包中，等她想起坚持要找存折的时候，大家再陪她一起找，"意外"地找到皮包后，请她看看存折有没有在皮包里。

重要的是，如果郑妈妈真要去银行办理存提款时，则要家人一起合作玩"狸猫换太子"的游戏，免得拿着复印的存折到银行柜台，穿帮了可就麻烦大了。

有了这个妙方后，郑妈妈找存折的把戏，终于有了对策，家人不再头痛，不再为这事发生争吵。原来，面对认知症长者的精神行为症状，是有解决方法的，并非无解。

认知症长者各自的成长背景不同，因而所关心或最在意的有所不同。我们的上一代，大都经历过战乱所带来的困苦生活，许多长者更是赤手空拳闯天下，因而对金钱特别谨慎，有被偷妄想，而且大多是与金钱相关的"被偷"。

自从给父亲安排规律的生活作息，半年后，父亲再也没有出现过被偷妄想。原因在于，我们使他把自己的注意力转向了他有兴趣的非药物生活方式的活动中，让他有了安全感。

照护笔记

❶ 当认知症长者出现被偷妄想时，先要安抚他的情绪，答应会一起帮他找回来，立即将他的注意力转移到他有兴趣的事或活动中。

❷ 当认知症长者表示自己的东西被偷时，不要责怪他，也不需附和，要以同理心表示关怀。

❸ 短期记忆功能逐渐丧失是阿尔茨海默病的症状之一。此时，家人或护理员可转移话题，利用记忆功能的丧失来淡化他的行为与情绪问题。

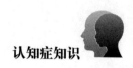

认知症知识

❶ 妄想混合短期记忆的消失，认知症患者的妄想包括被偷妄想、被害妄想、嫉妒妄想和被遗弃的妄想等。

❷ 被偷妄想的发生率约为 55.6%。

❸ 认知症长者总觉得家中有小偷，或怀疑照顾自己的人偷自己的印章、钱财、存折等。事实上，是长者自己忘记放在哪里或藏起来了。值得注意的是，如果未能有效转移注意力，会衍生出其他精神行为症状。有时，长者会出现情绪激动不安或夜晚重复翻箱倒柜找东西的行为等。

妄想 2：被遗弃妄想

"我儿子不孝！要送我去养老院！"

当时，母亲刚过世，我们搬回父母家照顾父亲，为了他的健康，安排他到日间照护中心。结果，第一天早上送他出门时，就发生了这样的桥段。这段记忆至今还非常清楚地浮现在我的眼前。我还记得，父亲当时坐在大门口，大声喊着："儿子不孝，要送我到养老院！"左邻右舍都探出头来看，不知道发生了什么事。

刚开始照顾父亲的半个月，每天早上出门时，几乎都会发生类似的情形。不同的是，父亲从刚开始坐在地上变为站在大门口较劲儿。还好，日间照护中心的护理员对于类似场景早已经司空见惯，熟练地帮着我与父亲一起演第二天早上要"上学"的戏，包括前一天放学时，请父亲写字条，说他第二天要上学。第二天出门时，请他自己看他所写的字条，并打电话到日间照护中心，由护理员与父亲回忆前一天的对话。

只差没上演我们小时候不愿意上学的情形。小的时候，父母经常恐吓我们："小孩子不上学，警察会来抓的！"

刚去日间照护中心的第一个月，我天天在那里陪着他"上课"，他的视线从未离开过我，就怕我真的会遗弃他。

这一幕，像极了我们小时候刚上学的时候，父母站在教室外看我们坐在教室里乖不乖，我们的视线也是离不开教室外的父母，生怕他们不要我们了。如果我们都如此，更何况认知功能逐渐缺损的父母呢？我们要以同理心去思考与包容他们。

后来，父亲习惯了每天去日间照护中心，也在那里结识了新的朋友。照护员主动与父亲建立良好的关系，那里有吃，有玩，有朋友。他知道每天都会回家——他坚守的那座城堡，确认儿子送他到那里并不是遗弃他。他的视线逐渐转移到照护员、新朋友和活动之后，我才可以从全天陪伴缩短为半天陪伴。

这种被遗弃妄想固然不好，但反过来讲，对我们照顾父亲也是有积极作用的。

例如，我们周末陪父亲出门用餐或去郊区游玩，不必担心父亲会四处游走或迷路。因为他还是怕家人遗弃自己，所以总是紧紧地跟着我，即使有我妻子陪着他。我去付账或处理其他的事，他的视线还是离不开我。妻子都有些吃醋，打趣说："你们父子俩感情真好，真是父子情深啊！"

再比如，我每天晚上陪父亲散步。他刚开始也是不愿意走，我发现，可以将被遗弃妄想的副作用运用在运动公园的跑道上。我在前面慢跑，他在后头追我。当然，考虑到安全，外籍护理会一直跟在他身边，他会一直喊："佳奇，不要跑那么快！"

　　一旦长者出现被遗弃妄想，我们就只有增加他的安全感。有时，不妨以肢体语言去关怀他们，无论是握着他们的手、抚摸他们的手或者拥抱他们，都很好。在我们小的时候，父母不也是这样对待我们的吗？

照护笔记

❶ 认知症长者之所以会出现被遗弃妄想，是有环境与心理因素的，千万不要责怪谁。不要当着他们的面和其他人讨论这事，因为这种精神症状是他无法自主控制的。

❷ 增加长者的安全感和信任感才是重点。

❸ 言语配合肢体语言，告诉他："家中有个老，胜似有个宝。您是我们的宝贝，我们不能没有您！"并以双手用力拥抱他或拍拍他的肩膀。

认知症知识

❶ 被遗弃妄想是指认为家人会丢下自己不管，或认为家人要送他去养老院。

❷ 被遗弃妄想约有 2% 到 9% 的发生率。

❸ 在被偷妄想、被害妄想、嫉妒妄想、被遗弃妄想中，被遗弃妄想的发生率最低，但这与长者的人生经历、心理和环境等有关。

❹ 认知症长者的每一种精神行为症状，都有不同的表现，我们应该善用正面的意义，一方面缓解照护压力，另一方面帮助长者稳定情绪。

妄想 3：嫉妒妄想

有一天，我正在办公室里忙，爸爸打电话给我说："佳奇，你妈妈跑出去了，是不是她在外边有男朋友了？"

听到这话，我当时真是丈二金刚摸不着头脑，心想，妈妈已经是七十多岁的人，怎么会做出这种事？再仔细一想，当时带父亲去医院神经内科就诊，医生鉴别后诊断为轻度认知障碍，这是否就是症状之一？

我当时还在电话中安慰父亲说，妈妈一定是去打麻将了，怕你打电话去打扰人家，所以才不告诉你她去了哪里。我请父亲放心，晚饭前妈妈一定会回家，帮他准备晚饭，这是她五十年来的必修课，不会忘了的。我还告诉父亲，随后我就先回家陪他，请他先看电视。

下午四点多，我去广东烧腊店买父亲最喜欢用来下酒的烧鸭及其他腊味，然后赶紧开车回家。五点多，母亲随后也回到家，免不了挨一顿骂。她走进厨房，一边掉眼泪，一边抱怨父亲早上一起床就发脾气，还要作势打人，这种情况下，她当然得跑出门，以免两人在家吵吵闹闹。

我一听就知道，这是恶性循环。父亲有精神行为症状，母亲只当是父亲的性格使然，于是采取"眼不见为净"的策略，到朋友家打麻将，试图通过这种方式来躲开父亲，但也让父亲产生了嫉妒妄想和猜疑等症状。

　　我的好朋友诚国安排了一位外籍看护来家中照顾罹患认知症的母亲。有天晚上，他下班回家，母亲告诉他，父亲与那位外籍看护有关系，吓得诚国差一点从沙发上跌坐到地上。

　　诚国的父亲是大学退休教授，已经八十六岁，一直知书达礼，温文儒雅，怎么可能像他母亲说的那样？他又不敢直接去问父亲，只好在家中安装摄像头，以便远距离掌握家中状况。经过一周的观察，一切正常，只是外籍看护都让母亲坐在客厅打瞌睡，没有按照生活作息让她进行活动。父亲则一直在书房里看书及写文章。

　　诚国跑来问我，我说我家也发生过类似的事，是认知症长者精神行为症状的一种：嫉妒妄想。认知症长者会将没有发生的事说得跟真的一样，而且自己还坚信不疑。

　　情人眼里容不下一粒沙，遑论"小三"或"老王"。一看见情人和异性相谈甚欢，就会心生嫉妒，但这样的嫉妒若出自不合乎现实的想象，就是认知症临床医学上的称的"嫉妒妄想"或"不忠妄想"，也有学者把这样的症状称为"奥赛罗综合征"[①]。

------

　　①　出自莎士比亚的四大悲剧。奥赛罗是一位摩尔人，但受到下属设计陷害，怀疑妻子不忠，最后居然把妻子掐死。当他发现自己被下属欺骗后，也拔剑自刎结束了生命。嫉妒妄想是一种很危险的症状，一旦怒火中烧，会危及病人自身和伴侣的安全。

　　嫉妒妄想会使辛苦照护另一半的配偶哑巴吃黄连，有苦说不出。嫉妒妄想是指怀疑配偶不忠，有外遇，进而会对配偶有暴力攻击行为。为此，家人应了解认知症精神行为症状，进一步判断真相，并以转移焦点的方式及非药物生活方式的生活作息来减少或减轻长者的精神行为症状。

照护笔记

❶ 当认知症长者说的事情违背常理时，不要直接否定，先安抚长者的情绪及转移话题，进行长者有兴趣的活动，再进一步了解事实真相。

❷ 负责照顾病患的配偶最为辛苦，如再遭到误解，挫折感会更大，失落感也会增强。子女可先安抚父母，切勿火上加油。

❸ 老人福祉科技和互联网等发展迅速，可通过科技设备来提高照护质量，减少照护压力。室内监控可由物联网下载APP，通过移动设备（包括智能手机、平板或电脑等）来了解长者的生活作息。

认知症知识

❶ 嫉妒妄想的发生率虽然只有 15.8%，但如果失控，认知症长者进而会对配偶进行暴力攻击。

❷ 研究发现，有嫉妒妄想症状的长者，发病年龄平均 68 岁，六成是男性。有些患者的脑影像学会显示大脑右侧额叶[①]病变。

❸ 脑损伤也可能产生类似表现，比如，有位长者在车祸受伤，脑部手术后，也出现过妄想妻子有外遇的状况。长者除这样的症状外，可能还有其他包括认知及记忆功能有明显下降的现象，可以请神经内科或精神科医生进一步确诊。

---

① 编注：额叶是大脑发育中最高级的部分，包括初级运动区、前运动区和前额叶。它有四个主要的脑回路：前、上、中、下。额叶病损时，主要会引起随意运动、言语、颅神经、植物神经功能及精神活动等方面的障碍，其作用是"使活动服从于意图和动机"。

妄想 4：被害妄想

有天晚上，我按照已经进行了一年多的照护父亲的生活作息，与外籍看护一起陪父亲外出散步。从家里走到运动公园的途中，路过人多的百货公司时，父亲突然坐到地上，大喊："救命啊！"

我当场就傻了，真不知道父亲又怎么了。接着，有"正义哥"前来"两肋插刀"，问父亲发生了什么事？需要什么帮助？

此刻，父亲却又不吭声。我只好解释，他是我父亲，我们要去运动公园散步，他可能不愿意去，所以就坐在地上了。

"正义哥"说："如何证明你是这位老先生的儿子？"

我表示，要出门运动，所以身上没带证件。但这位"正义哥"不相信，立即用手机报警。随后，警察现身，马上将我们三人带上警车，到警察局做笔录。

到了警察局，我表示，希望先与主管见面说明。我告诉主管，这位老先生是我父亲，他有阿尔茨海默病，并解释这样的长者会有精神行为症状，被害妄想是其中的一种类型，会怀疑别人要毒害或迫害他。

我进一步表示，我们每天晚上都是饭后一小时到运动公园散步，已经锻炼一年多了，住在那边的许多人都认识我们。我因为要去做运动，身上只带手机及钥匙，没带证件，我要回家拿证件来证明，但警察表示，我如果离开，将以现行犯逮捕我。

这位主管听了我的说明后，向承办警察表示，他们是父子，老先生罹患认知症需要照顾。如果要办这个案子，谁来照顾他的父亲？

但这位承办警察坚持要以家暴来办，开始对父亲作笔录。主管只好尊重他，回到自己的办公室。

承办警察问父亲："你儿子是不是打你？"

父亲表示："你乱讲，我儿子怎么会打我！"

这下换成警察傻眼了，笔录做不下去。因为没有被害人，就不会有犯罪行为人，案子无法成立。

最后，警察只得说："你们可以离开了。"

我说："你把我们弄来，那请你帮我一个忙，请你用警车送我们回运动公园，并告诉我父亲，每天一定要散步，才能保持身体健康。"

承办警察依言照办，但在警车上，我心想，父亲的被害妄想到底是认知症精神行为症状，还是会适时表现出他的智慧？

第二天早上，我一打开《联合报》，却赫然看到这样的头条新闻：

"病父闹脾气，拉一把，警察来

路人误解儿打老爸！曾任教授男子诉苦：父亲常怀疑被遗弃"

唉！老爸出状况，害得我竟然还上了头条，这位记者从警局记录中竟然找出我的名字，上网查出媒体刊登过我写过照护父亲的文章，发挥成一篇"精彩"的社会新闻。对此，我心里真的不是个滋味。

老爸经常在人多的地方"技术性"地跌坐在地上，势必会引来"正义哥"报警。次数多了，警察看到父亲时都说："伯伯，又是你，来！我们陪你走路！"这下终于轮到老爸傻眼，他似乎明白这招不管用了。

到底他有没有记忆及认知功能受损？我心中打着问号，难道是我们的非药物生活方式奏效，使他比我们更智慧了？

照护笔记

❶ 当认知症长者有被害状妄想时，会非常坚信自己的想法，这些行为会造成家人及护理员的困扰。第一次出现后，记录下前因后果，下次备用。

❷ 认知症长者是精神行为症状还是智慧的表现？家人及护理员很难去判断，不妨当作是对我们智慧的挑战，训练我们的应变能力。目标是双赢，长者健康与平安，家人与护理员智慧成长。

❸ 认知症长者的精神行为症状会遵循一定的模式重复发生，家人及护理员如能细心记录与研究，肯定找出对策，但要多准备不同对策，因为长者也会变花样。他们如还能变，那从正面去想这正表示他们还会动脑思考，这显然有助于减缓认知退化。

认知症知识

❶ 被害妄想的发生率是四种妄想中位居第二，约为 26.9%。认知症长者会怀疑有人要毒害他或迫害他。

❷ 被害妄想大多是因为长者缺乏安全感，对外界不信任，内心恐惧，家人及护理员应该多多给予包容与关怀。

❸ 被害妄想除受个人因素影响外，还受特殊环境或长期紧张状态以及社会文化因素的影响。

妄想 5：错认

一旦社会治安不好，国华九十一岁高龄的父亲就会开始躁动，总是嚷嚷："土匪要来了！赶紧准备逃难！"

国华的父亲罹患中度认知症，每天与家人一同看电视时，一看到社会治安不好的新闻，情绪就很不稳定。原来，在他小时候，家乡曾多次遭到土匪侵占。当年的动乱让他留下了深刻的印象。电视上不断播报社会动荡的新闻，让他心神不宁，十分恐慌，甚至会将个人值钱的物品都打包好，最终弄得家人不知如何是好。

静美八十二岁高龄的婆婆罹患轻度认知症，近日经常管静美叫"妈妈"，每次都把静美吓一跳。前两天，婆婆还把小翔当成自己的儿子，也就是静美的先生。静美不知道应该如何应对，心想："婆婆是不是精神错乱了？"

这些都是认知症长者的精神行为症状之一"错认"。如果不了解如何应对，会成为家人及护理员照护压力升高的重大诱因，影响到家庭生活。

认知症长者与我们看到的是虽然同一事物，接受同样的信息，但由于他们认知功能受损，影响到了记忆、决策、辨识、现实导向等功能，这些信息进入到他们脑的认知图之后，会根据他们已退化的脑来诠释，产生"错认"的输出结果。问题是护理的人无法根据现在的医疗科技来判断他们何时会"错认"？他们如何去"错认"？

但我们在照顾父亲期间，父亲从未出现过错认的情况。当然，有可能父亲的精神行为症状大多是妄想为主，但我安排的非药物方式规律生活作息中，经常提供现实导向活动，运用熟悉的环境及家人，让他有安全感，过滤及避免可能会刺激他的信息，避免让他去判断"谁是谁"，尽量让他保持稳定的情绪。

以环境改造来说，我们将三十多年的老房子进行了改造，解决了水管不通、厨房老旧、壁纸脱落、地板翘起和天花板掉落等问题，并结合父亲未来的需求，设了无障碍空间，整修后外表保持原样，以免父亲有陌生感。

同时，照顾父亲时，日常的功课之一，就是念出祖父母、他与母亲，以及我与妻子的名字之间的关系。比如，"伊爵升的儿子是伊佳奇""伊佳奇的父亲是伊爵升"等，念五遍之后，还要写五遍，这是从轻度开始每天晚上的认知与记忆功课之一。到了极重度，他一遍都念不完，写出的字已经歪七扭八。我知道他已经退化了，但他依稀还记得那是他每天晚上的功课。

我们还将家庭过去到现在的重要照片整理出来，作为每晚的功课之一，请父亲告诉我照片中的人及照片的故事。这是认知及记忆疗法，通过怀旧的方式，让父亲想起家人的长相、名字、彼此间的关系及发生过的故事。

从长期记忆到近期记忆都要练习，尤其是在轻度认知症阶段，我们陪他返乡探亲，到他成长和念书的每个地方，无论是与他的弟弟、妹妹、侄女等亲人的照片，还是我们陪他一起拍的照片，都可以用来留住他的记忆。

照护笔记

❶ 产生错认是有其原因的，要先排除生理因素，以行为科学的方式来研究精神行为症状产生的可能的环境因素、心理因素及个人人生经历等，找出因果关系，进一步找出可能诱发的因素，避免这些因素在长者生活中出现，以降低长者精神行为症状产生的可能。

❷ 避免向认知症长者提出"我是谁？""他是谁？"这样的问题，这些问题不仅会增加长者的挫折感，并可能衍生出其他精神行为症状。

❸ 尽可能维持家中原有的陈设，排除可能导致长者走路跌倒的障碍，维持他熟悉的人事地物，以此来避免错认。

认知症知识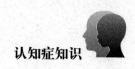

错认的发生率在33%至55%之间，有五种类型。

❶ 错认不存在的人在房子里：长者常常说，有人在房内叫家人去请他出来，或用餐时，请家人多备一副碗筷，叫根本不存在的人出来吃饭。

❷ 错认现在住的房子不是自己的家：认知症长者明明就在自己家，却经常打包行李想出门，说是要回自己的家。不听家人解释，长者还是执意要出门，给家人造成很大的困扰。

❸ 错认亲人配偶是别人或伪装者：有些长者常常把妻子当成女儿，或把先生误认成儿子，但通常并无情绪或行为反应。

❹ 错认为电视上的事是真事：长者有时把电视上发生的事（如枪战和火灾）误认为是真事而惊恐、害怕甚至想要逃避。

❺ 错认镜中的自己的影像是别人：有些长者会认不得镜中的人是自己，因而会对着镜中的人有说有笑。

妄想 6：幻觉

有一天，我们夫妇俩陪着父亲在客厅里看电视，父亲突然说："你妈妈刚刚进了房间，怎么那么久了还不出来？"我们两人都吓一跳，因为妈妈已经过世三个月了，父亲怎么会看到妈妈呢？

父亲说："福福刚刚还在这里，怎么一下就跑走了，不要让它随便出门，免得走丢了。"福福是家里二十多年前养的一只喜乐蒂牧羊犬，父亲很喜欢它，经常带着它爬阳明山，但福福已经离开十多年了，父亲怎么会看到福福呢？父亲是精神错乱了，还是有阴阳眼？

我上网一查，才了解到这是认知症长者的幻觉，是一种认知症患者精神行为症状，约有 34.7% 的认知症患者会出现幻觉精神症状。

所谓幻觉，是指没有真实的刺激产生，却有这样的知觉。

过去，妈妈还在世时，父亲就有过听幻觉。我们在家里后面的房间陪他打麻将，他经常说："前面有小偷进房间来偷东西了。"

幻觉，可分成视幻觉、听幻觉、嗅幻觉以及触幻觉等，认知症患者以视幻觉为主。

过去临床研究显示，部分认知症患者会出现幻觉精神症状。视幻觉更多的是看到去世的亲人或看到动物；听幻觉多半是听到模糊的声音或者听到亲人叫患者的名字，因此认知症患者会往那个方向跑去而最后迷路走失，约有 19.2%的认知症患者会出现听幻觉精神症状。嗅幻觉、触幻觉发生的比例极低，不到 1%。

当我们为父亲规划出非药物生活方式的作息活动之后，父亲很少出现任何形态的幻觉。

我们具体是这样做的。

首先，父亲生活中的每一项活动都有家人陪伴在旁，让他有安全感。父亲在活动中有明确的目标，所以他的思维会被我们引到活动目标上。父亲早上一起床，就随时进行现实导向、洗脸刷牙、早操、早餐、刷牙、穿衣、念书、拼图、写书法、组七巧板、下象棋、打麻将、帮盆景浇水、一起唱歌等，有静态的活动，也有动态的活动，每天的活动安排得满满的。

就这样，父亲彻底向幻觉说了再见！

同时，我们也降低了环境可能对父亲造成的影响。

先从环境因素去寻找可能的诱发因子。例如，室内的镜子，用布或其他物品遮盖起来；环境中避免有噪音或父亲不喜欢的声响；室内温度避免太高，不要让父亲觉得燥热；若是因为反光造成的问题，可以把窗帘拉上，或直接把玻璃换成毛玻璃或白雾玻璃。另外，加强夜间室内的照明，也可减少幻觉的发生。

在考虑环境因素后，接着我们会注意父亲是否有身心方面的需求未得到满足，比如身体疼痛、皮肤瘙痒、口渴、饥饿、便秘等其他因素所引起身体的不适，或者由此造成的心理上的焦虑。

还有就是生理及药物的可能。

我们时刻留意父亲的状况，一有异常，就与医生及药师讨论，比如感染、脱水、电解质不平衡、充血性心力衰竭①、慢性阻塞性肺病等。在药物的使用上，如抗乙酰胆碱类和类固醇等药品时，也会导致幻觉。

---

① 编注：由于心脏结构出现结构性或器质性疾病而导致的血液输出量不足以满足肌体需要，肺部和周边组织出现充血的现象。

照护笔记

❶ 幻觉对正常人虽然是一种假象，但认知症长者并不这么认为，他通常以为是真实的，而且通常很确定。

❷ 在照护上，护理员必须以认知症长者的角度与立场来看待长者产生幻觉的处境与感受，切勿与他们较真儿。他们之所以这样，是因为受到了病症的影响，并不是在故意找麻烦。

❸ 家人与护理员要有心理建设与正确认识，可慢慢转移谈话焦点，并利用认知症长者短期记忆较弱的特性，不要再提或讨论，让他们忘记就好。

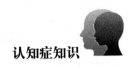

认知症知识

❶ 路易氏体认知症、血管型认知症、阿尔茨海默病的认知症患者、帕金森病合并认知症到了中后期，产生幻觉的概率相当大，尤其是路易氏体认知症、帕金森氏病合并认知症的患者，发生幻觉的情况特别普遍且强烈。

❷ 国外研究表明，帕金森病人合并认知症有幻觉和妄想的比例高于阿尔茨海默病人。帕金森病合并认知症患者的幻觉通常是视幻觉，患者常会看到栩栩如生的人物，有时会是动物或者物品等。因为很真实，也会动，所以有时患者想去摸或找人来证实自己所看见的东西，这种现象常常发生于夜间。同一个患者的视幻觉内容往往是相同的。

❸ 认知症患者的幻觉与精神病患的幻觉有些不同。精神病患者是以听幻觉为主，会和一个不存在的人对话。认知症患者通常会发生视幻觉。

行为障碍 1：攻击行为

有一天回到家，看到妻子左眼上方有瘀青，我知道这又是父亲的"杰作"。妻子说，她和外籍看护陪着父亲外出散步，父亲不想走，好不容易劝说成功，结果走不到一分钟，父亲右手一挥，给她一拐子，打到了她的左眼，结果她当场就成了"熊猫"。

那段时间，我们发现父亲的平衡感与肢体功能均出现退化的现象，为着能让父亲减缓肢体的退化，我们每天都要扶着父亲走路。父亲有被害妄想，不喜欢有人靠近他，搀扶他。情绪不好的时候，甚至还会出手打人。他的平衡感已经出现问题，推了人之后，自己经常也会因为重心不稳而跌倒在地，也因此而多次被送到台北荣民总医院医院挂急诊。那段时间，我们夫妻俩身上经常也是青一块、紫一块。

我们知道，父亲因为脑部控管情绪的部分已经退化，而造成了各种异常行为。临床研究表明，认知症长者的攻击行为发生率为 54.7%。因长者随着脑神经退化的程度产生病情的变化，对于负面的感觉忍耐力低，自控能力也降低，无法接受外界负面的信息，再加上认知功能退化，而丧失了是非判断的能力，容易误解别人的语言及行为，变得易怒、激动或因为幻觉而有暴力倾向，以言语及暴力的攻击行为来响应或保护自己。

父亲那时不只会动手打人，还会咬人，打不着或咬不到的话，会像小孩一样朝人吐口水，用粗话骂人，这都已经算是最好的情况了。

语言及行为的暴力都被视为攻击性行为的表现方式。语言的暴力包括骂脏话、不当的批评控告及威胁。常见有认知症患者控诉家人虐待、不给他饭吃等。身体的暴力包括敲打、踢、推、咬、抓及任何伤害别人的行为，攻击性的行为也可能针对自己，比如咬自己和打自己，严重的甚至还可能企图自杀。

认知症长者之所以会出现暴力行为，通常是因为被勉强或被阻止做某些事，感觉受挫而产生的应激反应。所以，护理员首先应避免在声音或行为上让长者生气或不耐烦，应该先以正面、接纳的态度表达出对病人的安抚与关怀。

我现在常常回想，子女在照顾父母时，无论父母是否已罹患认知症，父母早已习惯自己多年以来的生活方式。以子女接受的教育与信息，认为父母的生活方式是"不适当""不良的"，因而会基于好意，希望父母改善原有生活方式或习惯，但父母却不愿改变，冲突由此而来。这是子女沟通的方式、态度、技巧、耐性等不足引起的吗？

两点之间，直线距离虽然最短，但不一定是最优解。

如果我还有机会重新照顾父亲，我不会再去勉强他每天外出散步，虽然明知道这是为他好。我会考虑以更多的技巧和耐心，以诱因来促使他运动。例如，每一次将他喜欢的饼干（低糖高纤），放在另一方指引他，我们去吃饼干，让他为着吃的欲望而迈开腿，以增加他为动机的方式来达到运动的效果。

照护笔记

认知症长者如果出现攻击性的行为，可考虑以下建议。

❶ 日常生活应尽量规律，避免有"意外"或"太多改变"，而且应让长者有规律地运动，从而减轻长者及护理员的压力。

❷ 一旦出现攻击性的行为，应保护长者，以免他伤到自己，移开环境中可能造成伤害的物品，将长者带离现场。

❸ 适时转移注意力，可用长者喜欢的食物或活动来转移注意力，比如，护理员可以拍拍手，对他说："看，那是什么？"

❹ 护理员应尽量避免在声音或行为上表现出生气或不耐烦，应尽量表现出正面、接纳的态度。

❺ 随时观察长者在何种情况下较易生气或有攻击性的行为。尝试辨认早期迹象以免类似的情形再次发生。

❻ 作为护理员，不要认为长者是冲着自己来的，实际上是长者认知功能退化而导致的误解，或对自己的无能感到愤怒。

以下因素可能造成攻击性的行为。

❶ 攻击性的行为主要是因为长者缺乏控制力，例如无法自由选择日常活动或无能力沟通，这些都会给长者造成压力，使他们出现攻击性的行为。

❷ 有认知障碍的长者往往因精神问题（如幻觉、疑心病重等）而出现攻击性的行为。

❸ 其他因素包括：生理上不适，比如疼痛、发烧、感染等；感觉负担过度，比如环境太嘈杂、太多人在同一个环境中；因护理员不耐烦、压力、不安所产生的反应；日常生活有太大的改变；一次性被询问多个问题；与他人争辩时产生的应激反应等。

行为障碍 2：睡眠障碍

认知症长者晚上不睡觉，吵到邻居不说，还会闹得家人不得安宁，无法正常睡觉。对此，子女往往束手无策，最后只好求助于医生。过去，医生总是以安眠药或镇静剂等抗精神药物来协助。现在，考虑到药物的副作用，医生会希望家人或护理员能首选非药物生活方式，其次才建议使用抗精神药物。

老爸当时有轻度认知症时障碍，我还没搬回去照顾他之前，他的生活总是晨昏颠倒。白天坐在客厅打瞌睡，晚上则精神抖擞，喜欢巡视各个房间。一方面，怕有小偷进来，另一方面，看母亲还在不在后面的房间，会不会又遗弃他而离家出走了。

老爸可是我们这栋大楼的最佳巡守员，有他在，小偷不敢来，但老妈就惨了，后来我们搬回去照顾老爸后，轮到我们惨了。

所幸的是，我们运用合理的方法，为他建立了规律化的日常生活作息，使他恢复了正常的昼夜作息，解除了睡眠障碍对他及我们的空袭警报。

在老爸的认知症轻中度阶段，少有睡眠障碍，因为至少可以确认我们的努力是有成效的。

从轻度阶段开始，我们除规划并协助父亲规律化生活作息外，白天尽可能让他享受到阳光，晚上好睡觉以活化内源性褪黑素①。除饭后固定的午休，一方面减少白天的休息或打瞌睡，另一方面增加体能活动及晚饭后固定的散步。晚饭后，除了服药，尽量减少饮水，避免就寝后起夜。最后，睡前避免任何刺激性的活动或信息、环境噪音等，让他能有一个安静及良好的睡眠环境。如此下来，老爸很少再发生睡眠障碍。

虽然这种付出花费时间、精神和人力等，但我们认为是值得的。

但到了重度阶段，由于生理上的退化，我们无法阻挡睡眠障碍再次来袭。

这个阶段的睡眠障碍，大多发生在秋冬季节交替，寒冷的冬天更明显。父亲依然按照原有的日常生活作息，由于认知功能、肢体功能的退化，我们逐步调整活动内容，包括难易度、量多寡、种类与形式等，减少各种认知活动，增加肢体活动，减少阅读与写字，增加丢球、沙包、圈圈、踢球等活动，但父亲白天打瞌睡的现象仍然不可避免增加了。

到了晚上就寝，父亲依旧按过去的习惯上厕所，换睡衣，上床，我们向他道晚安，亲吻他的面颊，还告诉他："伊爸爸，晚上要好好睡。"

一小时不到，就听到他在床上喊，我们就得赶到他的房

---

① 编注：大脑内松果体分泌的一种激素，具有一定的生物活性，它对人体神经系统的功能及多方面的生理活动有重要的调节作用，比如改善睡眠质量、抗衰老和保护血管等。

间，扶他坐起来，先帮他穿好衣服以免他着凉，然后扶他坐上轮椅。我们陪他看电视，陪他玩积木，陪他玩七巧板等，好让他不再叫喊，以免吵到邻居。有时，他一边玩，一边还会对我们露出"天真"的笑容，真是让我们哭笑不得。

等他累了，开始打哈欠，打瞌睡，我们则赶快再度将他送回床上睡觉。此刻，我通常会睡在他身边，握着他的手，让他有安全感，能慢慢入睡，就差唱摇篮曲了。

还发生过回到床上不睡再次起床的情形。我们能做的是让他安心与不吵，接着就是拼体力，看谁先发困。很多时候，他还在一边兴致勃勃地玩拼图，我却早已经在旁边打瞌睡了，但我坚持不让老爸依赖药物来入眠。

父亲这个阶段的睡眠障碍是认知退化及季节变化引起的。有了这样的认知，我们就能比较坦然地面对长者的不眠和吵闹，因为时间一到，情况就会有所好转。

认知症患者因脑部退化而影响到昼夜的节律，如从生理因素来探讨，认知症患者非快速动眼期第三期减少且无第四期，快速动眼期阶段变短，导致睡眠变得碎片化且夜间频繁醒来。其他可能原因是患者因为焦虑、抑郁、幻觉或妄想等精神症状而影响入睡，导致认知症患者常见的夜间起床活动或夜间躁动、白天嗜睡、日夜颠倒与睡眠时间碎片化。

正常状态下，每晚睡眠大概有四五次的睡眠周期循环，人类的睡眠周期约七十至一百一十分钟。

一个睡眠周期可以分为四个阶段：入睡期；浅睡期；熟睡期与深睡期；快速动眼期。

- 第一阶段入睡期：准备开始进入睡眠，此时会出现昏昏欲睡的情形，脑波开始产生变化，频率、振幅渐渐变小。

- 第二阶段浅睡期：属于浅眠阶段，这时脑波不规律，忽大忽小。

- 第三阶段熟睡期与深睡期：进入深沉睡眠，脑波的变化大，频率、振幅增加。

- 第四阶段快速动眼期：会出现翻身动作，此时脑波迅速改变，出现如清醒状态的高频率振幅，类似进入了第一或第二阶段，事实上只是进入一个"快速眼动睡眠"。

从深度睡眠逆向回到浅度睡眠，之后才进入快速动眼期。快速动眼期结束后，接着再进入第一阶段，如此周而复始。

有日落综合征①的认知症患者还会发生焦躁、激动、吵

---

① 编注：日落综合征，是指认知症患者到了傍晚就容易开始打瞌睡，但又似乎有谵妄和混乱等症状。因为，晚上老人家想睡时，脑部的血液灌流下降，所以比较容易出现紊乱行为。有的长者是傍晚开始变得易激动、易怒。若没有适当休息，大脑陷入混乱可以长达十多个小时，有时可能半夜起来开燃气、睡一下又跑出去、或起来乱翻东西等。

日落综合征容易发于在季节交替，日照时间改变之际。日照时间改变，有日落综合征的认知症长者及精神疾病患者，精神状况较不稳定，病症易复发，常合并抑郁症。日照时间改变会造成褪黑激素变多或者失调，造成大脑内分泌失调，进一步诱发抑郁症。

闹、大叫甚至攻击他人等精神行为问题，或原本就有的精神行
为异常会变得更严重，更混乱，这往往是家属将认知症长者送
到养老机构的重要原因。

认知症长者晚上不睡觉，吵到邻居，闹得家人都不得安宁
及正常睡觉，子女往往束手无策，最后求助于医生，长期依赖
于安眠药或镇静剂。现在，医生希望家人或照护者能以非药物
疗法为主要手段，辅之以药物。

认知症长者的睡眠障碍会加大家人及护理员的压力。如果
不懂得如何照护，再加上睡觉不足和精神不济，护理员很可能
会失去理智，容易意气用事而酿成家庭悲剧。

照护笔记

❶ 采用改善睡眠障碍的非药物生活方式时，要对长者及其居住环境进行严谨的观察与评估，了解可能的诱发因素，然后再着手改善环境，提供量身定制的活动设计、运动、有规律地晒太阳以及光线的治疗等，这些都可以减缓认知症长者的睡眠障碍及日落综合征。

❷ 规律日照能有效改善症状，白天拉开窗帘，到了晚上则点亮室内的灯并在睡前播放自然韵律的音乐，比如大自然的风声、海浪声和水流声等，以稳定长者的情绪。也可以把动物频道介绍熊猫的节目录制下来播放给长者看，让他们开心，感受到人与自然的关系。利用环境因素来营造适宜的情境，有助于产生安全感，让人能安心入睡。

❸ 每位认知症长者的睡眠障碍及日落综合征诱因并不完全一样，必须了解其生理、心理、环境、药物等因素，始终如一地提供关怀、温馨、支持和爱。

认知症知识

❶ 日落综合征，是认知症精神行为症状的一种类型，也是睡眠障碍的一种现象。国外各个调查研究的结果差异很大，只有大约 2.4%至 66%的认知症患者会发生日落综合征。

❷ 褪黑素是大脑内松果体产生的一种荷尔蒙，人在接近入睡时便会开始分泌褪黑素，并在半夜达到高峰，早晨醒来之前，体内褪黑激素的浓度便逐渐下降。褪黑素与睡眠的时间息息相关，在医学上也逐渐用来调整睡眠，尤其是时差引起的睡眠问题。

行为障碍3：重复行为

我刚搬回家照顾父亲，在还没有安排他去日间照护中心和规划他的日常生活作息前，我们两人在家经常大眼瞪小眼，他总是反反复复地问我："你妻子去哪里了？"

我告诉他，她去上班。没隔多久，他又再问一句，我都被他搞得烦死了，明明已经回答过了，为什么还要问？难不成故意找麻烦？我气得打印出一张纸贴到墙上，上面写着"少说话，多用脑，知感恩！"

父亲每天都去逛家门口的超市，每次回家总是买回一包白砂糖，家里至少摆着二十多包，问他为什么买那么多白砂糖，他的回答是"你乱讲，我哪有买！"

当我认识了认知症之后，才知道那是一种病——重复行为。我真后悔，为什么当时无法理解父亲的行为，还以为他在捣蛋找麻烦。尤其是，当父亲退化失语时，我真希望他能再开口说上一句话。当父亲失去工具性日常生活能力之后，再也无法去买东西了。

那时，我才恍然大悟，懂得了在照顾认知症长者的时候为什么要"把握当下"，因为他们只会不断退化，会的，都会一去不复返。

后来，我开始为父亲规划规律化的日常生活作息，他生活的每一刻，都有目标，都有焦点，注意力集中了之后，自然就减少甚至不再发生重复行为了，甚至其他精神行为症状都有减少或不再发生。

事实上，如果仅是针对重复行为进行处理，而不提供规律的生活作息，认知症长者仍然有可能出现其他精神行为症状，比如妄想、游走、收集行为、错认、幻觉等，规律化的生活作息提供的非药物生活方式，让长者能进入有兴趣且我们可掌握的活动，从整体上减少各种精神行为症状。

科技发达的当下，有许多电子产品可以运用。智能手机都有视频、拍照和录音等功能，比如长者已吃过早餐，却还说自己没吃。可以在餐厅准备日历，当长者用早餐时，以手机拍摄吃早餐、日历上的当天日期及家人与他的对话，对话内容可进行现实导向活动，问他："今天是几月几号？"同时问："现在是吃早饭吗？今天早饭吃的是什么？"

或者转移话题，利用视频与他们疼爱的孙子、孙女聊天，让他们忘记刚刚所发生的重复言语或行为。

至于吃完饭，如果还嚷嚷说没吃饭，就在他要吃饭时，一方面轻松地提醒他："我们来看看刚刚是谁在吃早饭。"将刚才录的视频放给他看并从画面中回顾今天的日期及刚刚吃过的早饭。如果他矢口否认视频中刚才发生的事，不要与他争执，只要说："没关系，如果刚刚没吃饱，我等一下再给你准备吃的。"此刻，请他先进行规划好的活动，转移当前的注意力到当前的活动上，比如请他帮忙先整理一下衣服或做一些简单的家务。

如果重复行为是反复地洗脸、刷牙或洗澡什么的，则更须留意。长者的皮肤禁不起一再的清洗，认知症长者如果一天洗五六次脸，可能会引发皮肤红肿等反应，或不停刷牙而导致牙龈出血等。

当然，也有一些小技巧，比如暂时关掉水的总开关并在浴室中贴上"今天停水"几个大字，让长者抱怨一下，赶紧将他的注意力转移到其他活动中。

研究显示，重复行为这一类症状的发生率为 62.7%。认知症长者刚开始只是出现重复言语，也许是好几天才问一次相同的问题。到了认知症中期，出现的频率增加，往往前一分钟你刚回答完认知症长者，但转个身又会被长者问到相同的问题。这种现象往往使家人或护理员不胜其烦，而重复行为大约从认知症中期出现较多，如重复买相同的东西，重复做一些漫无目的的行为，如翻箱倒柜，搬来搬去等。

在尊重长者的前提下，以长者的安全为主要的考量，运用科技、智慧、技巧与方法、坚定温柔的语气、和蔼的态度来帮助认知症长者转移焦点，将注意力置于规划好的活动中，使长者"暂时"忘记重复行为，关键还是在于规律化的个人生活作息。

照护笔记

❶ 如果想要制止认知症长者正在重复进行的某种不该做或不安全的事，一定要注意语气，不要大声呵斥或斥责，更不必说一大串道理，用他喜欢的人、食物、事情和话语等来转移注意力就好。

❷ 认知症长者因为认知及记忆功能退化而出现这类精神行为症状，所以千万不要以为说道理可以让他们了解并从此以后不会再犯。

❸ 认知症长者不会记得这些说教，反而会觉得混乱、受挫和丢面子。口气上，我们要避免把他们当成小孩子。长者虽然认知功能受损，但仍然有自尊心。不注意的话，可能会影响他的心情或甚至使他产生抑郁或暴力等其他精神行为症状。

❹ 重复行为通常反映他们最在意自己身体的哪个部分，所以很难断根，例如爱漂亮的母亲可能会重复洗脸，再三使用某种洁面乳而使得皮肤过敏变红，虽然提醒后可能会暂时停止，但过几天可能又会出现。

❺ 照护的过程是一连串斗智斗勇和有挑战的过程，护理员要运用技巧来保证认知症长者的安全及判断是否会对他们的身体构成威胁。

行为障碍 4：贪食

父亲一向热爱美食，除夕的时候也会下厨房烧几道硬菜，让大家好好吃一顿，这是我儿时最美好的记忆之一。

当我搬回家与父亲同住后，他的好胃口让我大吃一惊。我们才吃完丰盛的一餐，他又立刻开冰箱找吃的，房间的橱柜里更是放满了他自己去超市买回来的各种零食。他好像不知道什么是"饱"，有时还像小孩子那样吃到撑。

当时父亲很胖，肾功能也不是很好，所以我开始希望他能节制个人饮食并兼顾营养，同时我还要注意他的好胃口，以免影响健康。

营养师建议我们，除了少油、少盐，肾功能不是很好的父亲，还要减少摄入一些高蛋白的食物。我们先按照少量多餐的原则，将每天的三餐分成五餐，并开始为父亲准备许多高纤低脂的食物，比如燕麦片、胡萝卜、芹菜、蒟蒻①、牛蒡等，同时将杏仁、萝卜干、核桃仁、黑芝麻等用食物调理机打成细粒状作为调味料，增加食物的口感。

同时，记录每天进食的时间、内容与量。每当父亲喊着要

---

① 编注：即魔芋，属于天南星科多年生草本植物，吸水性强，可以作为膳食纤维，且不含热量，在肠胃蠕动过程中，可以协助脂肪分解。

确诊为认知症，了解类型及病程

每年平均有10%~15%轻度认知障碍患者成为认知症患者

- 多用脑，多运动
- 远离三高
- 地中海饮食

安排新的生活

认知退化

记录，就医 → 轻度认知障碍

开始

- 多用脑，多运动
- 远离三高，采用地中海饮食，及早规划认知症的照护方式及财产处理方式

安排新的生活

以非药物疗法为内容的规律化生活
1. 先了解长者的人生历程。
2. 依长者的兴趣和喜好进行准备。
3. 结合社区资源，延伸非药物疗法。

维持现有功能

建立非药物疗法生活。减缓退化，维持现有功能。

2. 服药、安排新生活
1. 建立照护体系

1. 家属及照护者学习认知症知识及照护技巧。
2. 家属参加社区认知症照护支持网。
3. 学习辅具及老人福祉科技的运用。
4. 了解安宁疗护及DNR的内容。
5. 照护者建立纾压方式与支持体系。

轻度认知症照护
1. 以强化认知、记忆、肢体、功能为主的生活。
2. 可安排学习新事物，激发潜能，社会参与及互动。

根据认知症类型及病程来规划新的生活
1. 先确认长者现有的日常生活作息方式。
2. 开始给予生活支持并逐步增加非药物疗法活动。
3. 固定回诊时间表（家人接送名单）。
4. 每周日程表（从早到晚的活动规划）。
5. 每周菜单（针对长者的健康状况准备饮食）。

家庭对认知症照护达成共识（以家庭为核心）
1. 家中成员举行家庭照顾会议，达成共识。
2. 规划照护方案，比如是否申请日照中心、是否请看护，以及是否家中有专人全程照顾。
3. 家人认知症知识教育课程。

整合家庭及社会资源（以社区为网络）
1. 家庭资源包括人力、时间、知识、技能、生活支持、财力、精神支持。
2. 了解社会正式与非正式资源。正式社会资源包括政府社会福利资源、民间社会福利资源。非正式社会资源包括收集社区文娱/旅游等活动资源。

建立照护体系（以长者为中心）
1. 进行环境改造（无障碍空间与环境疗法）：环境支持与环境疗愈，重新审视住家环境，如出入路线／卫浴设备。
2. 日间和夜间，家人全时段照护表。
3. 结合家庭与社会资源，聘用住家看护人员与使用喘息服务。
4. 财务规划及分配。
5. 照护者精神支持方式。
6. 备用照护人力之规划。

社会资源
1. 政府社会福利资源包括经济津贴、健康检查、居家服务、居家医疗、居家护理、居家物理、居家职能、居家药师、居家营养、喘息服务、交通接送、辅具及无障碍空间、送餐服务、远程医疗服务、社区失智支持中心、休闲与社会参与。
2. 民间社会福利资源包括居家服务、送餐服务和精神支持

认知症者长期照护原则
1. 不同阶段采用不同方法。
2. 不同阶段采用不同照护目标与重点。
  早期：发现并鼓励使其发挥现有能力，激发潜力。
  中期：精神行为症状及处理。
  晚期：基本生活机能的维持。
3. 整合家庭、医疗及社会资源。

发现长者有认知症十大征兆中的症状或AD-8量表分数在2分以上

建立认知症整合照护体系

扫码下载

《趁你还记得：认知症非药物疗法与有效居家照护方案》
附赠资源

扫码加入读者交流圈　　扫码查看彩插

吃东西时，我就看时间，拿出事先准备好的食物。这些食物以高纤低脂食品为主，同时兼顾高龄者的吞咽功能与牙齿状况，我会事先碾碎或切成小块，有利于父亲咀嚼和吞咽。

至于营养师，由每半年咨询一次缩短为每三个月一次，我记录下数据与内容，配合着验血验尿的数据及父亲当前的生理状况，一起去请教营养师，并针对讨论的结果及营养师的建议来调整父亲接下来的饮食内容与方式。

有些认知症家庭或机构会用铁链及大锁来锁住冰箱，或给厨房门加装锁，以免长者无节制地进食，结果却往往适得其反。有些认知症长者无法打开冰箱，居然会去翻垃圾桶找吃的。试想，垃圾桶里的东西可以吃吗？不能吃的东西入了口，更危险。

我们的做法是，利用科学的方法，可依着他的要求但不至于宠坏他，一方面少量多餐，提供高纤低脂食物，不去与父亲争论是否吃过饭；另一方面，开始协助父亲把注意力转移到非药物生活方式的活动中，让他开心地有吃又有玩。就这样，没有人争论吃饭与否的问题，只有和睦开心的欢笑，一旦他专注于活动，就不会老是想吃东西。

民以食为天，人类必须靠足够的营养来维持生命与身体机能，吃，是人的本能。认知症患者却因认知功能受损，出现认知症精神行为症状中的贪食行为，导致他们会不由自主地持续找食物吃，往往摄入超过身体所需的热量而形成肥胖症，进而给护理员带来压力。

认知症长者在认知功能受损的情况下所产生的精神行为症状，并非长者故意找麻烦或故意忘记，所以护理员不要受影响，与其计较或生气，不如考虑咨询专家，面对问题，提出有效与适当的解决方案。

此外，糖尿病型认知症长者如果有贪食这类行为问题，会加大疾病罹患率及致死率，导致伤口愈合慢、容易感染、肌肉张力降低、容易疲惫等。

地中海饮食①和麦得饮食②，被视为是适合认知症与心血管疾病患者的饮食方式。为长者准备食物时，可在饮食中摄取较高比例的各种生鲜蔬菜及水果、谷物、豆类、含丰富不饱和脂肪酸的植物油（特别是橄榄油）和鱼，但摄取少量含饱和性脂肪酸的动物性油脂、肉类制品及家禽以及低至中量的乳制品，如奶酪或酸奶，在用餐时饮用适量的葡萄酒。

这类食物富含天然抗氧化物，例如 B 族维生素、叶酸、β 胡萝卜素、维生素 C 和维生素 E 等。许多研究已经发现，摄取这些天然食物中的抗氧化物，对延缓认知症的病程发展有相当程度的正面帮助。

---

① 编注：以自然营养物质为基础，包括蔬果、鱼、海鲜、豆类，再加上适量红酒和大蒜。

② 编注：也称"心智饮食"，基于地中海饮食和得舒饮食，以摄取绿色叶菜类为主，每周六份以上，加一杯红酒。平常吃点坚果、豆类作为点心，一周至少两次鸡肉、莓果类食物和一次鱼。

美国拉什大学医学中心于 2015 年发表了麦得饮食法，该方法结合地中海和得舒饮食，用来对抗认知症或神经性退化等认知功能疾病。麦得饮食法被《美国新闻与世界报道》评为前五大最佳饮食法。

研究发现，这种饮食对认知症的预防有良好的效果。经过五年的追踪，发现实行麦得饮食的长者的认知功能退化速度较慢，而且相比没有采用麦得饮食法的长者，要年轻 7.5 岁。

麦得饮食法强调以天然的植物性食物为主，特别强调莓果类以及绿色蔬菜的摄取，并限制动物性食物来源，例如红肉以及高饱和脂肪的摄取。

麦得饮食主要包含十种护脑食物，比如绿色叶菜类、其他蔬菜类、坚果类、莓果类、豆类、全谷类、鱼类、家禽类、橄榄油、红酒，以及避免五种不健康的食物，比如红肉类、奶油及人造奶油、吉士、糕点和甜点、油炸和快餐食品。这种饮食方式被认为能够改善认知功能以及延缓阿尔茨海默病病程恶化。

照护笔记

❶ 认知症长者出现贪食行为时，无法分辨或不知道自己有没有吃饱和该吃多少，看到食物就吃。家人与护理员必须在旁观察与记录，并给予协助与引导，维持长者适量的饮食。

❷ 无法分辨自己或他人的食物，在家里会乱翻东西来吃，甚至不会辨别可食或不可食的食物，这称之为误食。曾经发生过这样的悲剧：认知症长者服药时，趁家人不注意，误食了桌上的钥匙而不幸被噎死，家人的疏忽，造成了无法挽回的遗憾。

❸ 认知症患者出现混乱行为后，用餐时常常无法专注于食物，容易出现拒吃的行为，加上语言功能障碍，认知症长者不会表达或解释自己的饮食喜好，因此需要护理员及家人经常口头提醒与引导他们进食，并在旁陪同进食。

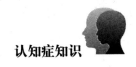

认知症知识

❶ 根据认知症临床研究，认知症患者的贪食行为发生率为 36%。有贪食行为的患者会不停地吃东西，但自己却并不记得刚刚已经吃过东西。这是认知症精神行为症状之一，症状还包括拒食或误食等现象。

❷ 对护理认知症老人日常生活功能的困扰程度进行研究，结果显示，吃过量或拒吃的饮食问题是最让人困扰的。若不加以正视及处理，可能带来认知症长者诸多健康问题。比如，拒食导致营养不良，贪食导致肥胖及慢性疾病，误食导致身体不适，严重时甚至造成死亡等。

❸ 常见的状况有忘记已经吃过饭或已经吃饱，即使一再提醒，但长者在短时间之内很快又忘记，因而会不断要吃或吵着要吃，这样的行为每天都会重复出现。

父亲一周的饮食

通常，我们都会提前规划父亲一周的饮食。后来，父亲体内的血色素不足，于是我们就在菜色中就增加了牛肉和猪肝的比例。随着他们吞咽功能退化，我们不用一般人以食物处理机把食物打成糊的方式，而是尽量把食材切得比较细碎或蒸得比较软，方便他咀嚼和吞咽。我们帮父亲准备的食物还强调了口感，每一道菜都有各自不同的味道。

父亲不爱喝水，所以医生叮嘱他每天要喝 2000 毫升的水。我们做成可以吃的水，以绿茶或稀释的果汁加上寒天①，做成类似果冻的食物，让父亲容易吞咽，但又不易被呛到。每天让外籍看护带到日间照护中心，定时给他进食。

父亲一周的饮食内容列表供大家参考，请根据认知症长者的生理状况，先与医生、营养师等讨论适宜长者的营养与餐饮细节，再配合当地的食材以及长者喜爱的口味等加以调整。

---

① 编注：从深海红藻中提取出来的一种食品，营养丰富，热量低，容易有饱腹感，有降血压、胆固醇和预防大肠癌的功用。寒天也是洋菜的一种，也称为"琼脂"，名称源自日本，台湾俗称"菜燕"，香港称为"大菜"，也称"万花菜"。寒天的纤维质含量是魔芋的 31.2 倍及苹果的 23 倍。

一周饮食内容

	早餐	午餐	点心	晚餐
周一	综合谷粉豆浆	日间照护中心提供的午餐	日间照护中心提供的点心	葱烧排骨 青豆虾仁 蒸南瓜饼 烫青菜 水果
周二	养生粥	日间照护中心提供的午餐	日间照护中心提供的点心	栗子烧鸡 家常豆腐 凉拌大白菜 烫青菜 水果
周三	综合谷粉豆浆	日间照护中心提供的午餐	日间照护中心提供的点心	咖喱牛肉 鲫仔鱼炒蛋 炒四季豆 青菜烫 水果
周四	养生粥	日间照护中心提供的午餐	日间照护中心提供的点心	蒸鳕鱼 糖醋排骨 凉拌海带丝 烫青菜 水果
周五	综合谷粉豆浆	日间照护中心提供的午餐	日间照护中心提供的点心	咖喱鸡 豆干牛肉丝 炒高丽菜 烫青菜 水果
周六	温牛奶 现烤松饼	菠菜猪肝面 水果	自制茶点	红烧狮子头 鸡丝拌粉皮 韭黄老烧蛋 烫青菜 水果
周日	温牛奶 现烤松饼	干煎鲑鱼 青椒牛肉 两种烫青菜 蛤蜊汤 水果	自制茶点	家庭外出用餐

早餐

周一至周五

综合谷粉豆浆：黑豆、黄豆各半，加入适量水用调理机打成综合谷粉豆浆（不滤豆渣以增加纤维质），加入麦片，一匙以核桃、腰果、杏仁、松子、亚麻籽、南瓜籽磨成的粉、他最喜欢的黑芝麻粉，最后再加上葡萄干和蔓越莓干，既增加口感，也增加食物的多样性。

养生粥：紫米、红豆各半，加上适量的莲子、百合、薏仁、银耳、枸杞、红枣、桂圆，一起入锅煮成粥。

以上两种，可以在周一至周五轮流吃。

周六及周日

温牛奶加现烤松饼。松饼上轮流涂抹不同口味的新鲜果酱或者蜂蜜、奶油等。

午餐

周一至周五：在日间照护中心用餐，中心提供两荤两素，一汤，半碗饭。自备水果两份及红肉一份。

周六：菠菜猪肝面，水果两三样。

周日：干煎鲑鱼、青椒牛肉、两种烫青菜、蛤蜊汤、水果两三样。

下午点心

周一至周五：日间照护中心每天下午三点，固定有下午茶点，种类繁多，包括绿豆汤、蛋糕、红豆汤、豆花、汤面、仙草、爱玉、西瓜、香蕉、木瓜、银耳汤等。

周六及周日：在家我们也准备下午茶点，那总是父亲最开心的时刻。

晚餐

周一：葱烧排骨、青豆虾仁、蒸南瓜饼、烫青菜、水果两三样。

周二：栗子烧鸡、家常豆腐、凉拌大白菜、烫青菜、水果两三样。

周三：咖喱牛肉、鲔仔鱼炒蛋、炒四季豆、烫青菜、水果两三样。

周四：蒸鳕鱼、糖醋排骨、凉拌海带丝、烫青菜、水果两三样。

周五：咖喱鸡、豆干牛肉丝、炒高丽菜、烫青菜、水果两三样。

周六：红烧狮子头、鸡丝拌粉皮、韭黄老烧蛋、烫青菜、水果两三样。

周日：外出用餐。

行为障碍 5：病态收集

当我观察到父亲喜欢将用过、没用过的卫生纸都收入口袋后，一开始我不动声色，等到父亲晚上上床睡觉后，我再悄悄地去他的房间，将他衣服每个口袋中的卫生纸，拿出来丢进垃圾袋里。

父亲有小偷进屋的幻觉后，还会将家里及外面所见到的卫生纸，不管是干净的或已经用过的，都收集起来，总是在他的房间里东藏一些，西藏一些。将他衣服口袋中这些卫生纸找出来丢掉，已成为父亲每天晚上睡觉后我的功课。

父亲这种节省卫生纸的做法，让我们很头痛，他上完厕所后会在厕所的垃圾桶中将用过的卫生纸藏到口袋里，有时甚至会不自觉地从口袋中拿出那些用过的卫生纸直接擦拭嘴或眼睛。这让我们怎能不担心他的健康呢？

记得小的时候，父母要求我们小孩先将卫生纸对半撕成两份来用，用的时候还要对折起来，每次还只能用一张，但用完也都会丢掉，也没教我们"回收"再使用，甚至小学时，每天都会为我们准备干净的手帕及卫生纸带去上学，因老师会检查这两项个人卫生用品。但是，为什么父亲现在会变成这样呢？

网上调查研究表明，收集卫生纸的行为属于认知症患者的精神行为症状中的"不适当的行为"，与父亲认知症认知功能受损有关，结合形成一种影响到个人卫生的症状，这种不适当的收集卫生纸的行为又可能与他的人生经历有关。

早些年，大部分家庭经济上并不十分宽裕，而卫生纸是重要的民生物资，质量与今天相比更粗糙且价格并不便宜。但现在，父亲的现实导向及短期记忆受损，无法辨识现在的人、时、地、物等，所以远期记忆中的卫生纸珍贵投射到了现在的行为上。

如此一来，我们便不能以现在生活的价值观去责怪父亲的行为。

另外，父亲还喜欢收集棍棒、铁锤、螺丝起子和老虎钳等工具，这又可能与其早年投笔从戎后在军校学的是工兵及后来在部队负责建筑、造桥、开路等工程任务密切相关。

我们刚搬回父亲家时，先是觉得家里又脏又乱，厨房与饭厅有很多蟑螂和蚂蚁。我卷起袖子开始做大扫除时，又发现家里到处藏有棍棒、铁锤、螺丝起子和老虎钳子等工具，数量之多让我十分惊讶。我将这些物品整理起来准备丢掉，没想到被父亲发现，不准我丢，坚持要留下来。

父亲说这些物品是有用的。我认为，家里并不需要这么多物品来占用太多空间。我们两人为此争吵起来，父亲甚至报警，说儿子要谋财害命，要杀他，警察很快就到家中查看，差一点把我当现行犯逮捕。

　　对于父亲报警这件事，虽然我已经有丰富的经验，知道怎么应对，但事情真的发生时，还是觉得十分困窘与难堪。

　　后来，我静下心研究并认为，父亲独自一人在家时会感到害怕，会产生有人进家门的幻觉，甚至过去参加战争的体验会一再出现，妄想有人对自己不利，于是产生了收集棍棒来保护自己的行为。至于铁锤、螺丝起子和老虎钳子等工具的收集，可能是过去长期与工程任务有关的军旅生活是他重要的远期记忆，导致他对这些工具的重要性念念不忘。

　　从整理衣服口袋中的卫生纸中，我学会了一件事：不要在父亲面前处理或丢弃这些物品，要趁他不在家或睡觉以后来处理。如果他事后问起，我就转移话题，不与他产生正面冲突。他的认知功能受损，这种行为没有什么道理与对错好讲。

照护笔记

❶ 优先考虑安全，不要立即与长者争执该不该扔掉他所收集的物品，而是让长者进入每天所安排的各项规律化活动与游戏中。等他逐渐忘记这件事之后，再找适当的时机处理掉。

❷ 认知症患者首先丧失短期记忆，也就是刚刚发生的事，过会儿就忘。如果不安排活动与游戏等，让他转移注意力，即使忘记刚刚收集的物品，一会儿看到了也会再去收集，从而产生重复性的行为。

❸ 一旦进入规律化的生活，转移了注意力，就会"忘记"收集物品。了解认知症患者的症状与了解非药物生活方式的重要性，是照护好认知症长者的必要前提。

❶ 不适当地收集或藏东西是一种"不适当的行为",另外还包括一再重复的活动和非常规行为(不适当的性行为)。

❷ 根据临床研究统计,62.8%的认知症患者有言语的重复或行为的重复。言语重复发生在轻度认知症患者身上,表现为经常重复说同样的话、问同一个问题,有时是连续好几天问相同的问题。到认知症中期,重复的频率会增加,使护理员不胜其烦。

❸ 行为重复较常出现在中度认知症之后,患者会重复买相同的东西、重复要求吃饭或重复做一些无目的的动作,比如开关冰箱、开关抽屉、翻箱倒柜、开关房门等。

行为障碍 6：非常规性行为

父亲有各种精神行为的症状，在生活上带给我许多意外，让我有许多人生的第一次：第一次坐警车、第一次见警察持枪进家门、第一次上报纸社会新闻……但还好，他没让我面对更尴尬的场面——非常规性行为。

生性保守害羞且谨守男女授受不亲老规矩的父亲，连日间照护中心坐在他旁边的老太太不小心碰到他，他都会感到不安，因而在这方面他非常敏感。

日间照护中心节假日的庆祝活动，会安排老人家上台表演，请父亲和老太太跳舞，但他说什么都不肯，直到我"下海伴舞"，他才肯上场。没想到父亲如此的老古板，竟然为我免除了不少尴尬。

日间照护中心有一位已经失语的老先生，老先生看起来温文儒雅，妻子也气质出众。他妻子每天都来陪着他，看得出来是一对感情很好的夫妻。老先生每天就在机构内不停地游走，安安静静，也不打扰人，但一有女性护理员走近，他就立刻上前一把抱住对方。还有一位爷爷更过分，经常被人骂成"老不正经的"。

陪伴老人家到日间照护中心的另一位外籍看护也提及她家的爷爷变了，会偷看她洗澡。为了保住饭碗，她不敢说，只能在日间照护中心向护理员诉苦。

　　我在一旁听到之后，建议她可趁老人家熟睡之后再去洗澡，或者提早起床，趁爷爷还在睡觉时，赶紧去洗澡。如果还是不行，等送爷爷到日间照护中心，交由护理员看爷爷睡着之后，利用中午午休时间回去洗。总之，不要去指责爷爷，他一定会否认，会生气，不仅情绪上会受到影响，也会加大她在照护上的难度。

　　认知症患者由于认知功能受损，逐渐失去判断、决策、抽象思考、执行、方向感、空间感和现实导向等，90%的患者会有认知症精神行为症状：非常规性行为属于行为症状，患者可能会在公共场所脱光衣服、不适当地触摸他人的身体等。

　　非常规性行为对认知症长者来说，可能是毫无意义的行为，但对未患病的人而言，却是有意义或目的的，认为非常不适当。如果我们以自己的观点去阻止长者的不当行为，就会产生冲突。

　　若长者出现非常规性行为，先以温柔而坚定的态度转移他的注意力，让他转到自己有兴趣的活动或事物上，并找康复师、社会工作者规划出适合长者的非药物生活方式的活动，以此来减少这类行为。

　　认知症患者的精神行为会随着病程的发展与生理与肢体功能的退化状况而不同，差异特别大，发生在其他认知症长者身上的精神行为症状，不一定会发生在自己家中认知症长者身上。

　　感谢老爸没有给我们带来这方面的困扰。

照护笔记

❶ 认知症精神行为症状的行为障碍之"非常规性行为"，发生率约为 13.2%。

❷ 认知症长者出现非常规性行为时，如果家人或护理员直接上前阻止，很容易产生冲突。

❸ 当认知症长者出现非常规性行为时，可以温柔而坚定的态度让他转移注意力到自己有兴趣爱好的活动或事物上，非药物生活方式的重要性与作用就体现在这里。

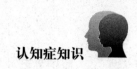

认知症知识

❶ 医学研究说明，长者出现"非常规性行为"的诱因在于脑神经退化——额叶、颞叶、海马体、视丘和下视丘等——影响到神经传导物质或荷尔蒙作用，多巴胺、血清素、乙酰胆碱、雌激素、睪固酮或生殖荷尔蒙释放刺激素的浓度或功能——导致控制欲望、性冲动和性兴奋等的能力出现问题。

❷ 除脑神经退化因素外，药物副作用、癫痫、脑卒中及其他生理因素，或社会和文化因素，均有可能成为诱发因素。

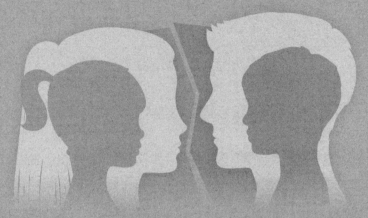

第 6 章

照护要领
你需要知道的认知症药物与非药物治疗法

认知症的药物治疗

"认知症能彻底治愈吗？目前哪些药物有效？"

当家人被医生确诊为认知症时，大多人第一时间都会问医生这个问题，试图依赖于医药来面对认知症，但偏偏事与愿违！

美国联邦食品暨药物管理局所核准渤健公司的阿杜荷姆上市销售时，很多人以为阿尔茨海默病好像有"克星"了。然而，事实并不完全如此。

你或许会问："之前不是也有药物可治疗认知症吗？"

是的，但当前药物仅是症状治疗，无法延缓认知功能退化，那么目前治疗阿尔茨海默病的药物有哪些呢？

目前用于治疗阿尔茨海默病的药物主要有两种类型，均为处方药。

胆碱酯酶抑制剂

胆碱酯酶抑制剂主要是借由增加脑内神经传导物质乙酰胆

碱①的浓度，来改善阿尔茨海默病患者的症状。

谷氨酸受体拮抗剂

谷氨酸受体拮抗剂是经由对 N-甲基-D-天冬氨酸受体的拮抗作用，减少谷氨酸所造成的神经毒性来降低脑细胞的受损或死亡。代表药物是盐酸美金刚，对中重度阿尔茨海默病较为有效。

服用谷氨酸受体拮抗剂，可能出现的副作用有晕眩、疲倦、头痛、便秘等。

药品的选用和剂量，应配合医嘱随时调整剂量。一般来说，当药物的剂量增加，副作用发生的概率理论上也随之增加。因此在调整药物剂量上，务必遵照医嘱。有时甚至必须视情况再次回到较低剂量，让身体慢慢适应，以减少因为无法耐受药品副作用而停用药物的风险。

对于影响到护理员生活质量的精神行为症状，家属常在问诊时要求医生开药来"治疗"。目前全世界认知症专科医生都建议：以非药物生活方式的照护作为第一道防线来改善症状，抗精神性药物作为第二道防线。

---

① 编注：人体内非常重要的一种神经递质，由乙酰胆碱能神经元分泌，此类神经元主要分布在基底前脑和脑干等多个脑区，通过其广泛分布的轴突纤维投射和释放乙酰胆碱。此类神经递质会参与人体多种神经活动，影响到运动、心血管、消化、睡眠及情感记忆等。

倘若认知症患者出现幻觉、妄想、攻击等精神行为症状且伤害到患者或者护理员时，可给予抗精神病药物，例如喹硫平或利培酮等。

虽然此类药物可以帮助稳定情绪和降低攻击性行为，但可能引发镇静、步态不稳、跌倒等症状。此类药物可能增加认知症患者脑卒中及死亡的风险（1%），因此建议从低剂量开始使用，如果症状改善，须尽快减量，并及时运用非药物生活方式来以稳定患者的情绪。

当患者出现抑郁、烦躁或失眠等症状时，则可使用抗抑郁药物来治疗，如西酞普兰、舍曲林和曲唑酮等。可能的副作用有头痛、恶心、头晕、平衡感差等。注意，这些药物通常需要服用二到四周才有效。

每位患者的体质不同，可能同时具有多重共病，也就是两种以上的慢性疾病，进而有多重用药的情况，所以更需要让医生全盘考虑所有药物，遵照医嘱按剂量和时间等服用。每位患者服用药物后出现副作用的概率也不一样，所以剂量也可能不同。

由低剂量药物开始服用的方法是可以让患者慢慢适应药物以减少恶心等副作用。

如果患者无法吞咽药丸或不愿意服药，可立即向医生请教或听从医生建议选择合适的药物剂型。比如改口服为贴片。

　　特别提醒护理员，今天面对的是认知功能逐渐缺损的患者，阿尔茨海默病患者的认知功能中，短期记忆可能是最早缺损的，所以千万不要假设患者可以自行管理药品，且能自行按时服药，他们可能记不住已经服用了药物，因而造成重复服用或忘记服用却顾及自己的颜面，坚称已经服用。

　　为避免忘记给药或患者重复服药，建议护理员准备标有服药时间的药盒，将药物排入后，再根据上面标注的时间给予患者服用。现在科技进步，也有照护机器人可按时提醒服药，甚至将药送到患者面前。

认知症知识

❶ 目前认知症药物以症状治疗为主，并不能延缓认知功能退化。

❷ 目前用于治疗认知症的药物主要有两种类型，均为症状治疗的药物：胆碱酯酶抑制剂和谷氨酸受体拮抗剂。

认知症非药物生活方式如何落实到日常生活中

传统观念认为，生病要就医，就医要吃药，药到病自然就会消。面对所有慢性疾病，这个观念就触礁了。因为慢性疾病一旦上身，几乎就会"不离不弃"，跟着人到终老。除了按时服药，还必须配合生活习惯的调整，才能与病共存，不至于恶化、避免失能及影响生活。

认知症是一种慢性疾病，90% 到 95% 的认知症是无药可治的，必须靠非药物生活方式来减缓认知退化，减少患者精神行为症状，减轻照护压力，维持家庭及长者的生活质量。

但为何认知症非药物生活方式在家庭中无法落实呢？是无法与日常生活相结合呢？还是因为观念以及世俗偏见呢？偏见主要有几种。

1. 非药物生活方式只能依赖于专业医护人员

事实上，家人如果能学习非药物生活方式的类型及方法、技巧等，配合长者的人生经历、生理、心理、现有能力、兴趣、喜好等条件，为长者量身定制非药物生活方式。

认知症领域医疗专业人员了解非药物生活方式的一般性观念与做法，但无法为长者设计个性化的内容。当前医保、长护险制度以及实务上都有困难，因此必须得靠家人才能完成。

2. 非药物生活方式只能在医疗机构或日间照护中心进行

要真正发挥非药物生活方式对长者的功效，必须将它与日常生活相结合，也就是说要能在家庭中进行。

日常生活中每一项活动都要有非药物生活方式的功效，比如盥洗、如厕、吃饭、穿衣、拼图、念书写字、连连看游戏、打麻将、下象棋、写书法、画图、玩七巧板、丢圈圈、丢沙包、玩积木、看过去的家庭照片以及一起回忆照片中的故事、做家务、做算术、种花、种菜、唱歌、养宠物、购物、外出活动等。

这些活动都是家人可以实行的，学习每项活动所蕴含的认知、记忆、肢体功能活动，把这些活动融入认知疗法、怀旧疗法、现实导向、园艺疗法、音乐疗法、芬芳疗法、按摩疗法等方法中。

事实上，每一项活动都可兼具两种以上非药物生活方式的内容。比如打麻将，包括认知、记忆、上肢肢体的活动；陪伴父亲返乡探亲，包括怀旧、现实、肢体、认知等生活方式，完全都在家人及护理员的知识与经验之内。

医疗机构或日间照护中心实行非药物生活方式时，可指导家人如何落实到日常生活中。

3. 非药物生活方式每周两三次，每次半天

这是目前医疗机构或日间照护中心进行的非药物生活方式

安排，让家庭护理员有机会喘息及学习。真正的做法是，与每天的日常生活相结合，从长者每天起床到睡觉，所有活动都可蕴含非药物生活方式活动，让长者自己动脑、动手、动脚、动嘴、动鼻、动耳等。

4. 非药物生活方式可以形成制度，拿来即用

每个长者都有其个别的背景与条件，有些活动可沿用别人的做法或参考他人的做法。但在实行时，必须符合长者的兴趣与喜好。长者如果没有兴趣，而且条件也不支持的话，再好的活动也枉然。

5. 完全以家庭资源来规划非药物生活方式的活动

在家庭资源有限的情况下，非药物生活方式可结合社会非正式资源，包括社区或民间团体。有许多免费的音乐、艺术、文化、电影等活动，可上网搜到适合家中长者参与的，再安排家人陪伴参加。

6. 为了活动而去做活动

在非药物生活方式的活动中，要让长者始终开心愉快地专注于活动。少做一次或者迟到一些时间，都无所谓，没有关系。让长者心情愉快，快乐度过每一天，才是最主要的。

照护笔记

认知症非药物生活方式基于以下目的。

❶ 促进认知症神经性药物的药效。

❷ 减缓退化与维护机能及生活自理。

❸ 减少精神行为症状的产生。

❹ 维持患者与家庭的生活质量和提高生活情趣以及减轻护理员的压力。

❻ 促进轻中度认知症患者生活自理。

正确认识认知症的照护，要避免以下情形。

❶ 传统医疗观念认为这是医疗人员的责任，要依赖药物。

❷ 对认知症类型、病程、BPSD 等不了解以及对生活照护意义与精神不了解。

❸ 对非药物生活方式了解有限以及不了解照护计划的重要性。

❹ 未建立阶段性的照护体系。

❺ 不了解如何运用社会资源。不懂得运用辅具及老人福祉科技。

❻ 护理员未建立减压手段。

认知症非药物生活方式 1：亲情中的怀旧疗法

在返家照顾父亲的第一年，中秋节前夕，我希望减缓父亲认知症的退化和降低精神行为症状，于是利用"怀旧"及"母难节"的名义，第一次成功地带他返回福建宁化老家祭祖探亲，让他在时隔六十多年之后重返故里。

怀旧疗法有助于认知症长者重拾对自我的肯定与信心，因为认知症长者对过去的记忆，往往印象很深刻。对短期或实时所发生的事，却记得不太清楚。此次协助安排父亲返乡，就是试图利用怀旧心理来帮助父亲利用深刻的童年记忆来重建自信。

有人说味觉、情境可以唤起深藏于心底的记忆，而认知症患者保存最久的记忆，正是深层记忆（远期），也就是早期或小时候的事，所以在认知症非药物生活方式中有所谓"怀旧疗法"的说法。

这些是正向的回忆，称为"确认怀旧"，指的是确认他拥有过一个丰富的人生。

记忆功能的逐渐丧失，先从短期记忆开始，所以认知症长者对刚刚发生的事、说过的话，往往并不记得。如果我们一再问他或一再责怪他为什么会忘，只会增加他的挫败感。认知功能的逐渐丧失是他无法自主控制的。相对而言，我们通过长者的远期记忆来进行怀旧疗法，可增加长者的自信心与成就感，稳定情绪。

父亲失去方向感，对人物、时间、方向等欠缺认知及记忆，他只熟悉目前的居所及其附近的环境，很不喜欢出门。他宁可选择留在熟悉的家中。已经离开家乡六十多年，对他而言，虽在脑海深处仍有记忆，但如何前往，会让他感到畏缩不前，宁可不去。

对于帮助父亲稳定情绪和缓解认知退化，怀旧疗法相当有效，可以帮他重拾脑海中过去的记忆，建立起自我的信心与肯定。我先是多次带父亲前往台湾北部的基隆，看他六十年前住过的旧楼，那是父亲首次成功创业的地方。父亲与母亲从军中退役后，赤手空拳在基隆经营书店，为家庭建立起往后的经济基础。

我还带着父亲到祖父当年在基隆驻诊的中药房，父亲依稀还认得药房老板夫妇。走进药房，父亲还记得祖父当年坐诊的那间小房间。

在怀旧疗法中，我们也注意父亲的意愿和体力，让他有能力应对长途旅行。

在进行心理建设与体力复健的同时，我们也不时地进行道德劝说。我经常拿出 2000 年首次返乡探亲扫墓的照片，提醒他，我已经为他扫过他母亲的墓。他的母亲是最疼爱他的，在她去世二十多年来，他未曾返乡扫墓，尚未尽到为人子的基本孝道。中秋节他过生日，这样的母难节，需要返乡扫墓尽孝道。

最后，时机一成熟，我们立即着手规划前往福建的行程，联系福建的亲戚，订机票，办台胞证，安排住宿及交通工具，等等，其实，这些工作都十分简单。最大的挑战，还是我的父亲，因为受到认知症的影响，他仍然会焦虑、不安、恐惧、妄想。最令人头痛的是，他不记得自己答应过要返乡探亲扫墓，所以出行之前我们得尽量保持低调，不让他知道，以免造成他更加焦虑、不安、恐惧，进而出现、被迫害妄想等，甚至打包行李，都尽量做到神不知鬼不觉。

九月二十四日早上临行前，我先将行李放进后备箱，按照平日的作息，告诉他我们要去日间照护中心上课，以免节外生枝。直到车子上了高速公路，他才发觉路线与平日的不同，这时我才告诉他，我们要去机场，准备前往福州与我的妻子会合，大家一起过中秋节。她已前往上海出差，我们之前早已讲好要到福州和亲戚们一起过节。

这时，父亲倒是罕见地灵光起来，说证件、机票和行李等都没有准备。我说放心，一切都安排妥当了。就这样，他找不到任何借口，只好被迫与我们同行。

在机场，他没有出现任何状况。一切都很顺利，办理登机手续，检查行李，查验证照，通关，等等，都平安无事，可以确认他心理上已经接受去福州这个事实。我们先到航空公司贵宾室休息，为他拿一些他喜欢的饮料、热食及点心，让他先安心吃东西。此刻，反而是他心急，怕飞机不等我们就起飞了，所以一直催促我们赶快登机。我只好不断拿出登机牌向他解释距离起飞时间还早着呢。

飞机在香港转机。才走出空桥，父亲就问，我们怎么到了香港？我抬头一看，原来墙上写着 WELLCOME TO HONG KONG，父亲居然看得懂英文了。我们到了香港机场，同样的问题他一再地问，每隔几分钟就问我一次："飞机是不是要飞了？我们是不是该走了？"归心似箭。我明白，其实这是他的个性及认知症影响下的行为模式。

到福州长乐国际机场，妻子已由上海抵达福州，与福州的外甥女一同等着我们。父亲见到熟悉的亲人后，才比较安心。到福州市区他侄女家中之后，他更是卸下了所有防卫的心理，表现得比较轻松，但还是不停地问这是哪里？是不是台北？我们依旧耐心地回答他："这里是福州，一切都安排好了。台北的家也有人照顾，请你放心。"我特地请他的侄女多聊一聊当年家乡的情景，以唤起父亲对小时候的记忆。

第一天晚饭后，我仍然依照原来生活的作息，带他出门活动。一路上，他一直担心我们会迷路，好多次问我这是哪里？叫我不要走远，以免找不到路，回不去。

第二天一早，我们整装待发前往宁化，但我事先交代过所有同行者，不准提此行是去宁化，只告诉父亲要出门游山玩水。一路经由福州、南平、沙县、三明、明溪、清流县。将近八小时的路程，他一路上心情非常平静。时隔六十年，变化当然很大，他都直呼自己认不出焕然一新的都市风貌。直到宁化前一站的清流县，他才想起这个地方距离他的家乡宁化很近，只有大约二十公里。他开始变得近乡情更怯，有些不愿意前往宁化。看到公路旁写着"福建省三明县"字样，他很高兴，以为是要重返三明，不用再去宁化了。

　　为了稳定他的情绪，我只好说此行一定要去宁化给祖母扫墓。如果他不愿意去，可安排他去三明，我则要前往宁化。同时，再次进行道德劝说，提醒他，他的母亲过世近三十年，但他从未返乡给母亲扫过墓。如果还感念祖母对他的养育之恩，他应该回宁化亲自为祖母扫墓。经过如此一劝，父亲已经松口，同意一起前往宁化。这时，车子已经逐渐驶入宁化县境内，我心中的一块大石头终于落下。

　　我无法确定父亲愿意在宁化停留多久，所以提前准备了两套方案。他如果愿意多看看六十年不见的家乡，就停留两晚，第三天才离开。如果他感到不安，则可选择第二天一早离开返回福州。所以不管他选择哪一个方案，都要先到宁化扫墓，完成此行的首要任务，以免他临时变卦。

　　在祖母墓前，他馨香祭拜并为祖母烧纸钱，我们一直注意他的状况，以免他情绪起伏太大或无法久站。所幸的是，他心情虽有起伏但还算平静，甚至主动拔除墓地周围的杂草。我们最后一同照相留念，直到天快黑才依依不舍地返程，前往他侄子的家。

晚餐时，我特地在所有亲戚面前征询父亲的意见，问他愿意在宁化停留多久。此行的目的已经达成，所以他可以自行决定停留时间。不料，他先问这里是哪里，我们回答说是宁化后，他竟然反问这里不是福州吗？这正是认知症患者欠缺现实导向、方向感及短期记忆的症状，我必须不厌其烦地回答他重复提出的或意想不到的问题。大陆的亲戚都无法理解父亲为何会问这些问题，更别期望他们了解什么是认知症了。他们不断地好意相劝，要父亲多停留几天，但最后父亲还是决定第二天一早就离开。此次返乡探亲只停留了一个晚上。

当天晚上，我利用饭后散步的时间，带他去看他的老家。老房子早就已经拆除，改建成宁化县中医院。我向他解释老家旁原有的伊家弄和长工巷都还在，只不过改了名称，他一直说变化太大，完全不认识了。

第二天早上六点，天一亮，我再陪他出门散步，再次带他到老家看看。这次选择的是白天，所以他能够更清楚地看到全貌。他伤感地说，当年老家被拆时，听说有人想要挖到黄金及珠宝，结果只找到祖先留下来及祖母陪嫁过来的瓷器。

他提起，伊家是宁化县的望族，现在一切都变了，只留下回忆。"九井十八厅"①大多数建于清代中末期，主要是大户人家、官宦人家所建的宅院，广泛分布在江西、福建、广东等客家地区，是客家人结合北方庭院建筑、适应南方多雨潮湿气候及自然地理特征并采用中轴线对称布局，厅与庭院相结合而建成的大型民居建筑。

我带他到老屋后原先养猪的地方。祖母从青海回来后就住在这里，不到十平米，非常破旧，而且还很臭。想到这些，父亲不禁有些双眼模糊。

我也提醒父亲，老家门前的溪流通往闽江。祖父当年从这里到南平与他会合。老家旁边的桥现在已改建成水泥桥。当年的木板桥是祖父的叔公寿公捐建的。这些历史往事，都是我第一次来听说后就默默记下的，此次一一向父亲报告，希望唤起他过去的记忆，利用"怀旧"来达到认知症减缓退化的效果，增强他的自我肯定与信心。

尽管亲戚一再挽留，但早上八点，我们仍然按前一晚的决定，离开宁化返回福州。临行前，我开车带父亲再次拜别老家，做最后一次巡礼。对我而言，是随时可来，对父亲而言，这个他出生及先祖居住过的地方，已经八十三岁的他，不知道将来是否还有意愿或体力再来，所以临行前，我坚持带他再到老家周围做最后的告别。至少，作为伊家子孙及他儿子的我，

---

① 编注：即九个供排水采光用的天井和十八个大小不同和形状不同的厅堂。

已经尽心尽力了。

返回福州后，停留了三天。此时，他反而能清楚地说出这里是福州，昨天我们在宁化……这几天的记忆在我反复强调说明下，让他能有清晰的认知及记忆。由此可见，对轻度认知症患者进行加强的"怀旧"疗法，有助于他利用过去的记忆来结合当前的记忆，增强他的自我肯定与信心，从而达到认知症减缓退化的目的。

照护笔记

❶ 认知症长者可以和家人一起出国旅游，提前做好充分的准备与安排即可。同时还需要评估长者的体能与精神状态。

❷ 尽管认知症长者有熟悉的家人陪伴，但到了陌生环境，还是会出现一些精神症状，需要家人不断给予安抚，以增加安全感，此外还可以用他喜爱的食品或物品来转移他的注意力。

❸ 一定要带好长者的药物。精神症状的药物也要随身带，以防万一。

❹ 将重要的旅游景点及对长者有意义的家乡景象拍成照片或影片。回家后可以作为怀旧疗法的素材。

❺ 怀旧疗法过程中，还包括肢体活动、认知、记忆和现实疗法等，家人可随时找机会为长者进行多样化的非药物生活方式活动。

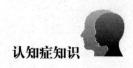

认知症知识

❶ 怀旧疗法可增加认知症长者的社会化、安全感、舒适感、愉悦感、表达、组织和沟通技巧，从而增强他的自信心和促进人际关系。

❷ 临床研究认为，怀旧疗法可改善认知症长者的负面情绪，提高生活质量，帮助他找回过去的记忆及恢复原有的功能，帮助他建立自尊心与自信心。

❸ 研究显示，怀旧疗法可改善认知功能及抑郁情绪，也有助于缓解家庭及护理员的压力。

认知症非药物生活方式 2：舌尖上的怀旧疗法

小时候，年夜饭都由父亲掌勺，每年的这一天，我们都有机会尝到他最拿手的福州菜。后来，父亲因认知功能逐渐退化，已逐渐远离庖厨，但回忆中的美味，直到现在，我们仍然觉得唇齿留香。

有人说，味觉可以唤起深藏于心底的记忆，而认知症患者最持久的记忆正是深层记忆，也就是早期或小时候的事，所以在认知症非药物生活方式中，有所谓的"怀旧疗法"。

我与妻子去学福州菜，一方面希望做菜的过程及菜肴的味道能让父亲回忆起点滴往事，以减缓认知症带来的记忆退化。另一方面，也希望让父亲经由闻到与看到后，唤起自己的记忆，以再次走入厨房。

父亲出生于闽西，小时候被祖父送到福州仓前山的英华学校[1]念书，因而有机会接触到福州菜。他做的红糟鸡、糖醋鱿鱼海蜇腰花、糖醋排骨、冰糖芋泥等福州菜以及冬笋烧肉等闽西菜，都让亲戚朋友们赞不绝口。

出身于富裕家庭的父亲，小时候在家乡尝遍了各式各样的闽西菜。到福州念书后，则开始接触到福州菜。味觉敏锐的

---

[1]　编注：创办于 1881 年，数学家陈景润和化工之父侯德榜曾就读于此，现改名为"福州英华职业学院"。

他，对做菜产生了兴趣。我们发现，他的刀工好，能将食材切得细如发丝，片薄如纸，不知这是否与他学工程的背景有关。

做糖醋鱿鱼海蜇腰花这道菜时，父亲先将鱿鱼斜雕成十字花刀后切块，再加以氽烫，形成有立体感的鱿鱼卷，并以他熟练的刀法继续切好腰花，以热油将腰花、鱿鱼及海蜇快速过油，加入他精心调制的糖醋酱，最后放入铺上老油条的盘内，一道福州名菜就这样完成了。

这道菜口感十足，海鲜极有嚼劲，再加上酥脆的老油条，令人吃了还想再吃。小时候，我们每年就盼着这顿年夜饭，因为可以吃到父亲的拿手菜。

福建盛产槟榔芋，芋泥是福州菜的代表。芋泥细腻润滑、香甜可口，看似凉菜，吃到嘴后才知非常烫，且入口即化。每次吃年夜饭，家人都会在胃里先预留空间，以迎接最后这道冰糖芋泥。

其实，美食与健康常常是冲突的，冰糖芋泥除了芋头的美味，猪油添香绝对功不可没，但猪油吃多了，胆固醇也会跟着升高。不过一年才这么一次，所以妈妈也就不禁止，但还是会提醒他少放一点。

在照顾父亲的过程中，为了减缓认知退化，我们计划从怀旧疗法着手。我陪着他回到出生与成长的地方，强化他早期与深层的记忆。在福州，除了去他以前上学的英华学校，还去寻觅那些能够让他回忆起往事的福州菜。

可惜的是，物非人非，许多传统的饮食越来越少见，更别说当年著名的菜馆。在福州，随处可见流行的川菜，有人说，地道的福州菜在台湾或美国纽约。

在台北，有几家福州菜馆，我们经常带着父亲前往就餐。每次在这样的怀旧疗法中，父亲在不同阶段会有不同的反应。轻度时，会批评菜馆师傅手艺，指出问题出在哪里，虽然都是重复那些评语，但他还知道如何批评，有时还自夸他做得更地道。我们当然也附和他："好啊，回去看你的表演。"中度时，批评会减少，但会说这道菜如何做更好吃。重度时，则少说评语，需要我们不断要求他发表一下意见。有时，他会用不屑的眼神来表达自己的意见，嘴中好不容易挤出两个字："一般。"而且还得靠舌尖来回忆。

这些美食的味道与做法，深深烙印在我的脑海里。我现在发挥实验的精神，自己试做父亲的拿手菜。遗憾的是，却再也没有机会让父亲尝尝我的手艺，尝到他小时候很熟悉的味道。

照护笔记

❶ 每一位认知症长者都有各自的回忆，舌尖上的怀旧疗法提供了场景与怀旧。同时，家人要引导长者回到记忆中的场景，并鼓励他及时表达出来。

❷ 怀旧疗法还可利用个人过去的照片、成长过程、求学过程、重要的人生经历等，以及利用节庆、生日、重要日子等，让认知症长者及时表达自己的看法。

❸ 鼓励长者多表达，即使说错，也不要去纠正，只需要转移话题继续怀旧即可。

❹ 怀旧疗法也可鼓励长者对着历史纪录照片或影片来讲故事。重在要他们表达和参与，对错并不重要。

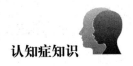

认知症知识

❶ 在怀旧过程中，促进相互了解，建立同理心，使得大脑中主宰情绪的边缘系统出现正能量，产生积极思考。

❷ 在大脑中，镜像神经元与负责情绪的边缘系统链接在一起，邻近位置又是掌管思考的脑皮质，反应、情绪和思考密切相关，会出现一连串的效应。

❸ 当人们在无限依恋地谈论着过往时，通常会对未来更加乐观，更有信心。

❹ 从研究结果来看，怀旧可以减少孤独、无聊与焦虑，可以使人们对陌生人更慷慨，对外人更加包容。

认知症非药物生活方式 3：照片故事中的怀旧疗法

怀旧疗法对认知症长者相当重要和有意义，随时随地可以进行，只要能够掌握气氛及引导。

我们陪父亲外出时，都有一个父亲专属的包包，平常由外籍看护帮忙拿着。等父亲肢体功能退化并坐上轮椅后，则由父亲拿着。他永远都是紧紧抱住，即使是暂时放在身旁，他的眼睛也会紧紧盯住包包。

其实，包里就装了父亲的零食、外套、尿布、非药物生活方式所需要的各种游戏道具，包括怀旧疗法的照片，没有钱，但父亲知道那是属于他的，代表着子女对他的关心与爱。

照片中有父亲穿着军官服的英姿、父亲抗战胜利后手持日本军官的军刀、我小时父亲带我到新的公园玩、我陪父亲到福建返乡探亲、我陪父亲前往四川成都参加他军校毕业六十周年及重返四川成都校区等活动的照片。我们经常拿出来给父亲看，然后让他讲照片中的故事给我们听。我虽然已经背熟那些故事，但永远都装着像是第一次听，希望父亲能有逻辑地表达出来。

每逢节日，除夕、农历新年、元宵节、端午节、中秋节等，我们都会拿出时令的特殊食品或物品，让父亲告诉我们他以前是如何过节的。

例如，除夕吃年夜饭时，我们总希望父亲说说他过去是如何准备年夜饭的，他小时候家乡的祖父母是如何准备过年的。农历新年时，我们最喜欢听他说当年他与母亲刚成家的故事。他请母亲上市场买菜时记着买年糕，结果，年糕没看到，却看到白果（用白棱米制成，也称白粿）。他很生气，责怪母亲忘了买年糕。母亲则说，有买啊！她指着白果。父亲气急败坏地说，那不是年糕（用糯米做的）。

问题就在于，他们两人籍贯不同，风俗习惯也不同，因而对年糕的认知也不同。父亲来自福建闽西，母亲来自江西南昌，两人对年糕的认知完全不同，所以婚后第一年过春节就闹出笑话。

类似的笑话，是我们怀旧疗法的重要内容，又轻松又有内容，又可训练父亲记忆及认知功能，我们随时随地都可以进行。

当然，端午节与中秋节都有时令性的食物让父亲品尝，那是他最开心的事。

小时候，父亲总是会买马来亚餐厅的广式五仁金腿月饼。我们当然也不会忘记这事，我们也会准备自己喜欢的香港九龙酒店的奶黄月饼，父亲则是来者不拒，两种都喜欢吃。

我们将月饼放远一点，先请父亲说说以前中秋节的故事以及他为什么喜欢广式五仁金腿月饼。每当他说出一个故事，我们就切一小份月饼给父亲享用，最后，整个五仁金腿月饼都进了他的胃。

父亲的侄女及侄女婿每次都会过来为他庆生。在父亲最后一年的中秋节，也是他九十岁生日，我们也请了他们来祝寿。父亲虽然失语不说话，但看到自己喜爱的月饼，精神就特别好，两眼放光，左右手齐上，拿起月饼开吃。即使那只不灵光的右手，此刻也变得灵活起来，吃的动机可改变他的动作，这个动机就是他永远不会忘的深层记忆。唤醒记忆，延缓肢体退化，这就是怀旧疗法的效果。

现在，真希望父亲还能与我们一起吃月饼。一看到月饼，脑海里总是立即浮现出过去与父亲一起吃月饼的美好时光。

照护笔记

❶ 非药物生活方式的安排，要基于认知症长者的喜好来规划。吃是父亲最喜爱的事，所以我们就以吃为基础，再结合怀旧疗法、芳香疗法、肢体疗法、音乐疗法等，让他参与意愿高并能开心地进行活动。

❷ 怀旧疗法完全在于家人或护理员对长者习惯的认识和了解，随时随地都可进行。要懂得营造气氛与引导长者，让他愿意去思考和表达。

❸ 怀旧疗法的重点在于开心地参与及表达，即使到了中度及重度，长者表达的内容可能有误，但不要在意，因为对错已经不重要，重要的是让他有安全感及稳定的情绪，让他愿意表达。一旦长者失语，我们即使想听，都听不到了。

认知症非药物生活方式 4：运动疗法

一位八十四岁的老人，而且是认知症患者，原来走路时拿上拐杖也走不了几百米，但经过三个月的观察与训练，不但不需要拐杖，甚至每天还能健步如飞走上五公里。这样的情况，你可以想象吗?

当时父亲处于轻度认知退化阶段，我认为，为了避免他的症状加重，进行非药物生活方式的活动及运动疗法很重要。过去几十年，他放纵自己喝酒，身材在后来的十年当中完全走样。所谓"身材走样"，就是形体上相当于有六个月身孕的孕妇以及肥胖松垮的脸。为了让他恢复以往魁梧挺拔的身姿，我们别无他法，只有控制饮食再配合运动，这也是健康生活方式的重要内容。

许多研究统计表明，意外伤害是造成六十五岁以上老人死亡的前十大原因之一，其中又以跌倒高居榜首。跌倒是造成身体功能丧失、头部外伤及与外伤性致死的主要原因。一旦长者跌倒过，来年再跌倒的概率是其他人的两至三倍，当然不是因为跌倒后马上死亡，而是因为跌倒引发各种并发症而造成失能、长期卧床等。

　　通过适当的锻炼，能加强长者下半身的肌力^①及平衡感，从而最大可能降低跌倒的概率，当然，环境支持也重要。另外，补充钙质与维生素 D，维持骨质密度与强度是最基本的保养。对认知症长者而言，锻炼更是减缓认知功能退化的良方。

　　明确了解锻炼对父亲有百益而无一害之后，我便立即着手为他规划一套合适的渐进式锻炼计划。首先，了解他目前记忆中已有的锻炼方式或他自认为平常在进行的锻炼。其次，调查他目前认知下平常的锻炼路径、环境以及未来的锻炼环境。在这当中，安全第一，老人反应较慢，认知症长者可能又出现焦虑、不安、被迫害妄想、欠缺方向感等症状，所以要为他就近寻求一处既熟悉又安全的锻炼环境。

　　安全方面的考虑包括身体上的和环境上的。身体上的安全包括注意每天的血压、体能、情绪、服装、球鞋、温度等；环境上的安全考虑包括有无过多的车辆（一般车辆、摩托车、脚踏车、直排轮、路上溜冰鞋等）、有无过多的人在那里遛狗、路面是否有许多坑以及当前的天气及温度等。甚至锻炼的场所有没有厕所、饮水和休息用的设施等，都是规划锻炼路径时需要重点考虑的。

　　父亲的锻炼计划是这样的。晨间从家附近走上山或者在附近小学绕外围散步。但经过我多日跟踪观察，他都只是走到家

---

　　① 编注：肌力不同于肌耐力，前者是指肌肉可以承受重量的能力，比如一次可以举重多少；后者是指可以忍耐的负重动作的次数，比如一次可以举起多少下。

附近十字路口旁的小公园，坐下来望着十字路口来来往往的人流以及车流。回家后，我问他都做了什么锻炼？他总是理直气壮地说爬山或绕住处附近走路。我心里明白，他在幻想自己以前锻炼的日子，现在他的锻炼只是拿着拐杖出门透透气，根本没有实际的"锻炼"。

为了维护父亲的尊严与自信，我开始不动声色地每天陪他出门运动，早上先绕着家门口的小学外围走三圈，大约有 1.5 公里的距离。一边扶着他走，让他有安全感与信心，一边陪着他聊天，分散他对距离的注意，希望他在不知不觉中能多走一些距离。

对于距离，有轻度认知症的父亲却异常清醒。刚走完一圈，他就说好了，今天锻炼完了，我们回家吧。我则开始每天编出许多不同的由，试图说服他多走一圈，能走完第一阶段三圈的目标。我的理由很多，包括我要到车上拿物品，请他陪我走到停车的地方；我要买件物品，请他陪我去买；医生说我需要多走路，请他陪我走走路，等等。这些理由绝对不能是明显要求他锻炼的，因为他必然会一口回绝，而是要哄着他，让他觉得不需要锻炼或者活动量已经够了。

认知症短期记忆逐渐丧失的症状，可以运用在沟通的技巧上。但我们有时无法掌握他什么事记得以及什么事记不得，所以有时提出的借口会被他识破。他会明确拒绝我的要求。在我半骗半哄之下，他也就半推半就下走完三圈，有时则迷迷糊糊地被我"骗"着继续走。每天的"剧本"可能不同，但总是重复上演着同一出戏，必须耐心地陪着他"走下去"。

第二阶段是趁附近小学不上课时进入校内走操场跑道，距离增加到两至三公里。校园内比较没有安全顾虑，也不会有人遛狗，所以用不着担心一脚踩下去"中奖"。另一方面，塑胶跑道平整度高，弹性好，走在上面比较柔软，不至于伤到膝盖或脚。此外，校园内空气比街道上好。早上一边走，一边请他做深呼吸，双手做上下前后的摆动，可以活跃脑神经及肢体。

这个期间，他又有新的花样，不是喊头痛、头晕、脚酸，就是说膝盖抽筋（谁听说过膝盖会抽筋？）。我每天帮他量血压、体温和体重等，知道他血压维持正常及稳定，又没头痛、头晕的病史，所以我假设这是他不想运动的推托之词，但以防万一，我会请外籍看护陪伴在旁边一起走，我在前方，领着他向前行，有时还装着听不到他的抱怨或借口。

他一直害怕我可能不要他，而且他还没有方向感，所以很怕自己迷路回不了家。在运动的时候，我走得快，他竟然也跟得上，而且体力完全可以胜任。我发现这个现象后，就开始不断测试他的体能及耐力，增加走路的距离，由第一阶段的一公里半增加到了第二阶段的两至三公里。

第三阶段是规划执行较长的距离，并增加路途中的可看性与趣味性。家门口有条路上有许多餐厅、名店和家用饰品店等，也有许多人扶老携幼和牵狗逛街。父亲东逛西逛，不知不觉就走到一公里半外的百货公司。通常，我会带他逛百货公司地下美食广场，让他先在广场中庭休息片刻，随后再到部分楼层逛逛，最后父子俩一起走回家，全程约三公里。路途景观多变，可分散他的注意力。

第四阶段逐渐进入锻炼范畴，除了逛有趣的道路及百货公司，开始在途中增加运动公园。前面三个阶段作为热身，后来也借机了解与掌握他的体能、体力的极限、习惯与偏好，开始增加运动公园四百米的跑道，要走三到五圈。如此，每次的运动距离可达两公里，加上从家到运动公园来回的两公里，总共有四公里的距离。

可想而知，他一定又会找不同的借口不锻炼或休息，那是正常的现象，我也早有准备。

每次锻炼前，都有一次内容一样的例行对话。我问他现在走到跑道上要做什么？他回答说锻炼。我问为什么要锻炼？他回答要健康，我再问健康对谁好？他回答对自己好。我说既然是对自己好，那就认真锻炼，不准喊头痛头晕，好不好？他有些无可奈何地回答说："好吧！"我此刻会再说："那你就可继续欺负我四十年，活到一百二十岁！如果你喊头痛头晕，我们就要加罚走一圈。"这个时候的他，头脑比谁都清楚，再也不喊头痛头晕了。

第五阶段完全进入运动范畴，每天早上走两公里，晚上走四公里。早晨依旧走小学外围及家门口，晚上则到运动公园走十圈跑道，每天至少走上一万步。遇到台风或下雨天，就在家中做简易运动及健身操。

认知功能的退化，会使他记不得每天晚上都要出门锻炼。每次晚饭后请他穿鞋准备出门时，他总是说："天黑，不要出门！"我总是按剧本回答："不要担心，有我保护你，很安全的。我们一起出门散步。"如此周而复始，每天上演着同一出戏。由此可见，建立规律化的生活是多么的重要。一旦长者将这些活动融入每天的生活中，时间一到或者看到换运动服和球鞋等，自然就会意识到是要去锻炼了。

半年下来，已有少许成绩。他的体重下降了十斤，仿佛六个月身孕的肚子不见了，人也变得更有精神，身板更硬朗，气色明显更好了。每个月要见的三位医生及他的同学都感受到了他的变化，甚至夸他越来越年轻。

这个过程充满挑战，和父亲斗智斗勇的过程中，虽有挫折与泪水，但后来看到父亲一天比一天更健康，我们所付出的一切代价都是值得的，这也成为他对抗衰老和延缓退化的"资本"。

照护笔记

❶ 长者的运动疗法需要有一定的章法。首先，要了解长者体能、肢体、生理、心理、慢性疾病等状况，接着，勘查环境的安全以及有多元化的乐趣，让长者开始运动时不至于感到枯燥无味。

❷ 必要时，运用"胡萝卜加大棒"的心理学理论，配合着适当的心理建设，双管齐下。"胡萝卜"是指诱因，用他喜欢的食物与物品作为交换的筹码。"大棒"当然指的是言语恐吓，让他不得不就范，还是多用"胡萝卜"，效果更好。

❸ 收集许多运动有益于健康的文章与他一起阅读。每次看医生时，请医生特别叮咛他要多运动。配合长者服从权威的个性，与医生一同对他进行心理疏导和建设。

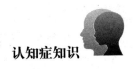

认知症知识

❶ 《阿尔茨海默病期刊》2021 年 1 月刊和 3 月刊（前者 90名受试者，后者 70 名）分别刊载了美国亚利桑那州立大学埃德森护理与健康创新学院和德州西南医学中心的实验结果，均发现中高强度的有氧运动持续六个月到一年以上，能使轻中度病患的大脑血流量增加，动脉硬化程度有所改善。

❷ 日本神经科医生认为，每周健走三次以上，可以使认知障碍的患病率减少 33%，认知症的患病风险降低 31%。每天行走 3000 步以上的老年人，患认知症的风险可以降低 70%。

❸ 2021 年 5 月，爱尔兰都柏林三一学院分享了锻炼对记忆、血管和免疫系统的好处。根据核磁共振影像扫描研究显示，长者为期六个月的运动训练可以增加脑容量。另一项研究表明，长者的海马体（负责学习和记忆的脑区）萎缩可以通过经常运动来逆转，运动后，记忆功能得以改善和血液中脑源性神经营养因子（BDNF）都有所增加。

认知症非药物生活方式 5：认知疗法

"用进废退"是认知刺激治疗的基本科学假设。父亲人生中最后十二年的生活，可以验证这个基本假设。

父亲一直扮演着一家之主的角色，家里的重要决策和生活内容都由父亲来决定，再加上军人的权威人格，其他家人基本上没有参与讨论的空间。父亲一开始是轻度认知障碍，病魔悄悄地侵袭着他的认知和记忆功能。但母亲并不认为是父亲病了，也不敢去改变父亲的生活。父亲的生活早已经虚空，每天他就独自坐在客厅里幻想，母亲却还以为他只是变得不爱动活儿了。

在那个阶段，父亲的生活内容是空洞的，缺乏任何需要动脑筋的活动，进入了"废退"的阶段，进而出现认知症的许多精神行为症状。对此，母亲选择的是逃避。

当我开始照护父亲之后，则采取"用进"的策略，让父亲的生活充满各种需要动脑、动手、动脚和动嘴等的活动，包括对时间认知的现实导向，晨间操有肢体、记忆、注意、执行、视觉空间等的训练，拼图有记忆、注意、执行、视觉空间等的训练，连连看及认知图片有记忆、表达、注意、执行、视觉空间等的训练。虽然父亲不可能回到轻度认知障碍之前的状态，但至少情绪稳定，生活充实，逐渐恢复了一定的能力，能减缓退化。

这些认知刺激治疗活动，是从父亲在轻度阶段就养成的习惯，每天都要做。从一开始简易的内容，先让父亲建立信心，产生兴趣，再逐渐增加难度，训练父亲恢复与保持既有的能力。

随着父亲病程的进展，再调整内容从困难到简易，目的已不是积极训练，而是逐渐过渡到最后能动就好，生活充实就好。

此外，交叉运用团体活动与一对一活动，两者各有优缺点。

在日间照护中心的小团体里，始终参与由一位护理员带六到八人的团体活动。团体活动的优点是通过团体动力学方式，父亲有时愿意在护理员或其他长者的鼓励下，一同参与活动，分享团体的乐趣。但在团体活动中，每位参与的时间相对有限。长者万一又不愿意参与，往往可能就只是呆坐在一旁或打瞌睡。此时，我们会采取一对一的活动方式。

一对一的活动方式，由父亲来决定喜欢哪一种活动形式，此刻的目的仅在于他的意愿，内容就看他是否喜欢。甚至有时候，我还需要扮演老莱子①的角色，只要他开心，愿意参与

---

① 编注：中国历史上著名的孝子，孝养双亲，自己都已经七十二岁了，还时常身着彩衣效仿婴儿的行为举止。唐代诗人孟浩然有诗云："明朝拜嘉庆，须著老莱衣。"

活动。

在家里，父亲有时情绪不稳定，象棋下一半或拼图拼一半，他老人家会突然将象棋或拼图全部推到在地上。此时，我们会立即拿出饼干或其他零食先转变他的情绪，然后再换别的游戏给他玩。

专心时，他可连续一两个小时坐在那里玩一种游戏。比如玩拼图，二十几种不同的拼图重复玩很多次，他也不觉得累或烦。我们在一旁看，都觉得伊爸爸好棒。

我们也会利用上厕所和吃点心的时间来让父亲休息，准备转换游戏。在认知训练中，涉及现实导向、认知、记忆、方向感、执行、专注、视觉空间、决策、表达的，都找机会"玩"一遍。

照护笔记

❶ 平时，多了解长者的能力、兴趣与人生经历等，找出适合他的各种游戏活动并事先准备好。活动种类越多越好，只要能帮助长者进行认知训练，只要他愿意玩，就让他玩，不必拘泥于既定的计划，过程比结果更重要。

❷ 任何一种活动，都可能包含多种功能的练习，家人或护理员需要熟悉活动中每种功能的交互运用。

❸ 长者喜欢的零食或物品，一定要准备在一旁。当长者情绪不稳定时，这些法宝比镇静剂还有效。

❶ 神经再生理论：国外学术研究认为，肢体运动可以促进大脑神经细胞新生的速度，而认知刺激训练则能增加新生神经细胞的存活率，并且使其功能连接到现有的神经网络。研究指出，这或许是根源于这两种刺激都能促进脑源性滋养因子（BDNF）的分泌，有助于神经细胞的生长和保持神经细胞的健康。

❷ 大脑有许多区域，分别侧重于心智活动的不同方面，包括记忆、注意、执行、视觉空间以及语言运用等。而不同的活动方式与内容，则能刺激或活化大脑的不同区域。

❸ 也有研究认为，较多社交活动的人有较高的存活率，而且似乎可以降低死亡率。在心理方面，社会的参与和人际的互动对长者的身体、心理及情绪的健康非常重要。参与社交活动可能有助于缓解心理压力，较好的社会网络及适当参与社会活动，则可以避免抑郁及压力的产生。在活动中能获得快乐及成就感，并且能增强自尊心。参与社交活动可以帮助维持认知功能，也能增加对大脑的刺激，预防或延缓知觉退化。

认知症非药物生活方式 6：音乐疗法

在父亲去日间照护中心的第二个月，中午过后，我悄悄走到父亲所属的小团体旁，惊讶地发现他在跟着护理员及小团体中的老人家一起唱《奇异恩典》。从不开口唱歌的父亲，竟然会唱歌了，对我来讲真是"奇异恩典"。

我开始觉得，或许可以尝试音乐疗法了。

我阅读了父亲过去的资料，从中得知他小时候在福州英华学校念书。看到那些资料之后，我了解到音乐与活动可唤起他的远期记忆。

音乐治疗可分成主动式和被动式。前者是让长者以唱歌和玩乐器等来表现自我，后者则是聆听音乐以刺激听觉并可引导进入想象中的情境。

对父亲这种生性保守、内向，只有酒后才话多的人，认知症可以让他忘记喝酒这件事。因为不可能在家中让他一开始就开口唱歌，所以我先采用被动式音乐治疗，选择放一些柔和的乐曲以及他熟悉的音乐。

这个阶段，音乐疗法的目的是帮助父亲稳定情绪，促进与唤起记忆，调适压力，增进安全及幸福感。

我特地挑选有治疗效果的情境音乐以及一些宗教音乐，每天在父亲起床后开始播放。除了进行认知、记忆疗法活动时暂停播放之外，尽可能在家中充分利用这类音乐，将它作为维持祥和情境的重要元素。

由于日间照护中心是团体活动，父亲在群体的互动与鼓励下，也会参与唱歌及玩乐器等活动。每年各种节假日庆祝活动，父亲也会受邀参加表演团体的练习，他拿过铃鼓负责打拍子，也拿过大鼓参与表演。

这些都是我无法想象的。我印象中的父亲，不苟言笑还是个严肃的人，是认知症改变了他？还是音乐疗法改变了他？其实那都不重要，重要的是我重新认识了他，他也有慈祥的一面。

我在他有轻度认知症时，陪伴他到过四川成都，参加他军校毕业六十周年纪念活动。活动中播《中央军官学校校歌》："怒潮澎湃，党旗飞舞，这是革命的黄埔。主义须贯彻，纪律莫放松……奋斗牺牲，再接再厉，继续先烈精神，发扬吾校精神，发扬吾校精神。"看着一群八十多岁的老人，包括父亲，都不自觉地双手紧贴着两边裤缝，保持着立正的姿势，跟着大声合唱。这时，五音不全、声音沙哑都已经不重要，他们全都已经回到了六十年前。

这就是音乐与怀旧治疗。

当父亲发展到重度认知症时，每天晚上我会拿出他以前穿军官服的照片，以中央军官学校校歌作背景音乐。那时，父亲已很少愿意开口说话，逐渐失语，但通过听觉及远期记忆，他的眼睛会发光，会变得有精神，借着音乐，他回到了以往的旧时光。

但就有几次，我们十分兴奋地听到父亲开口了。他跟着唱中央军官学校校歌，怀旧、音乐，让他回忆起以往的年轻岁月，唤起他远期的记忆，让他愿意开口唱歌。

因为认知症诱发的失语问题，父亲平时连开口都不愿意，全靠手来比画。他参加过抗战等重要战役，所以我特地安排他去参加军校的校庆阅兵典礼，结果，当他看到军校学生雄壮威武地踢着正步，军乐队奏出进行曲，听着校歌的节奏，他整个人开始露出少见的笑容，表现得很兴奋，兴致高昂。

控制唱歌的是右脑，控制说话则是左脑，因此失语不见得会影响唱歌。最怕的就是家人或者护理员认为，认知症长者脑力已经退化了，就放弃了任何刺激，任由长者持续退化。

此外，也可利用"间代治疗"来配合音乐治疗，在幼儿园小朋友的带动下，认知症长者愿意跟着唱唱跳跳，临床上，不少患有认知症的爷爷奶奶对孙子们童言童语的唱跳是有反应的。

我现在一听到《中央军官学校校歌》，都会不自觉地落泪，想起我的父亲。

照护笔记

❶ 音乐治疗过程中，家人或护理员对认知症长者要多聆听，多赞美："你好棒！"让长者建立自信心，进而肯定自己活着的价值。

❷ 事实上，护理认知症长者的压力很大，家人或护理员也需要缓解压力，音乐是一种方式，音乐治疗对长者及其家人都有帮助，有利于家庭关系更和睦。

❸ 音乐治疗是一种听觉的刺激，重度认知症长者可以不自觉地跟着节奏律动，手脚跟着打拍子，因此家人及护理员可多提供合适的音乐。

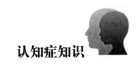

认知症知识

音乐治疗对认知症长者主要有三个层面的意义。

❶ 首先是延缓认知功能退化。因为哼哼唱唱，甚至跟着音乐律动，都可帮助活化脑部，活动手脚。

❷ 其次是缓和情绪。因为认知症患者常常合并出现猜疑和焦虑等情绪问题，如果原来对音乐并无特别的喜好，可听一些大自然的鸟叫虫鸣来缓和情绪。如果有他们喜爱的老歌，那么放些他们熟悉的老歌，可转移注意力，让他们放松开怀。音乐可帮助一个人从害怕、封闭到接受，这个过程中，实际上会大量用到脑细胞。

❸ 最后是怀旧。专家表示，非药物生活方式应该量身定制。选择的治疗方式与内容必须个人化，才能引起认知症长者的共鸣。进行音乐疗法时，选歌必须要考虑个人的偏好与喜爱，每代人生活的时代不同，歌曲也不尽相同。

认知症非药物生活方式 7：书法中的艺术疗法

清嘉庆年间出任扬州知府的书法家伊秉绶[①]，是我们家族的祖先。扬州瘦西湖的"莲花桥""湖上草堂""月观"，这些题字都出自他一人之手。

不知道是不是这个缘故，伊家人从小都必须练书法，临摹伊秉绶的帖子。父亲虽然很早就离家求学从军，但书法一直都留在他的记忆中。我小的时候，祖父及父亲也经常教我练字。

书法可让人在"知觉、认知、动作"进行协同合作，刺激并激活大脑的发展，提高空间视觉、运动协调和注意力，有助于减缓认知症的退化，这又是父亲小时熟悉的活动。因此，我在安排父亲非药物生活方式的过程中，自然就想到了书法。

多年未提笔的父亲怎么可能乖乖地写字？一开始，他当然是拒绝的。我告诉父亲，身为伊家的后代，我决定要好好练字，请父亲教我练书法。

父亲虽然摇头说我找他麻烦，但脸上却流露出得意的神色。

---

① 编注：乾隆五十四年（1789）进士，号墨卿，默庵，通程朱理学，幼秉庭训。不仅受到大学士朱珪的赏识与器重，后来还拜师纪晓岚，学师书法家刘墉。任职扬州知府期间，以"廉吏善政"著称，1602 年去官奉父棺回乡时，扬州数万民众泣别。

　　我从"永字八法"开始练基本功，父亲就说："永"字开始的第一个点，必须写得"高峰坠石，磕磕然实如崩也"并将我的毛笔拿过去，示范给我看。

　　听到父亲所说的话，我又惊又喜。惊的是，父亲竟然记得"永字八法"和卫夫人的《笔阵图》。换言之，这个场景让父亲远期的记忆逐渐从记忆深处浮现出来。

　　那段时间，父亲的情绪原本很不稳定，经常躁动，发脾气，甚至动手打人。书法有清心静虑、修身养性、平和情绪、松弛神经的效果。"陪"我练了一阵子书法之后，父亲的情绪稳定多了。

　　曾在台湾辅仁大学心理学系执教的香港大学教授高尚仁，基于生物反馈提出一套书法心理治疗系统来作为认知症患者的一种非药物生活方式，通过让书写者主动书写和描绘，产生专注、自觉等认知行为训练。利用大脑的可塑性，以这种行为来治疗和修复心、身、脑的心理障碍。

　　汉字的书写，必须先对文字本身有认知和记忆，进而在书写的过程中去感受自己的呼吸，从呼吸来带动身体的韵律，到肢体的运动，通过肢体的动与静，练书法时，如果能悬臂运气书写，肢体的活动将从躯干带动腰部与髋关节，带动双膝与双肩，带动双肘与足踝、带动到手腕、手指及脚趾等身体各部分的活动。认知症长者若将书法作为一种非药物生活方式，可以起到多方面的效果。

不同病程及身体功能的认知症患者，可依据他们当下的状况来评估何种方式可以用作非药物生活方式的活动。如果患者的认知及记忆功能丧失太多，那么在刚开始练习书法时，可以从描红开始。事实上，许多初学者练习书法也都是从描红或九宫格开始的。

让认知症长者写书法，并非要求他们个个都能成为王羲之那样的大书法家。基本上，非药物生活方式经由长者过去所熟悉的活动，让他们愿意再次接触和参与这些活动。

书法是许多长者幼年学习的重要记忆。深层记忆是认知症长者保持最久、最不易丧失的。运用书法进行非药物生活方式的活动，在练习书法的过程中，一方面能让他们专注，以降低认知症长者的精神行为症状；另一方面，通过书法活动，能对他们认知、记忆、肢体、呼吸韵律等产生练习与运动的效果，减缓认知功能的退化。

父亲每天有一小时的书法时间。在轻度认知症阶段，能书写工整的楷书，到最后重度认知症阶段，写的是我们看不懂的龙飞凤舞的草书，从字体的变化也反映出父亲病程的发展。

至今，我们还保留着父亲的作品，看到这些作品，可以让我们回想起他认真写书法的神情。父亲虽然走远了，但我们还是很怀念和他在一起的那些日子。

照护笔记

❶ 协助认知症长者进行非药物生活方式的活动时，需要耐心，以循循善诱的方式来营造一个长者愿意参与的情境。不要强求一次性到位，刚开始建立生活习惯时比较困难，但一旦建立后，长者很容易触景生情，自发进行活动。

❷ 通过非药物生活方式的活动，让认知症长者重拾做父母的尊严。从简易的活动开始，帮助他们建立自信。要以找回兴趣为主。

❸ 书法对认知症长者的认知、记忆、肢体、呼吸韵律等有练习与运动的效果，可以减缓认知功能的退化。

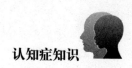

❶ 香港大学脑与认知科学国家重点实验室率先应用功能性核磁共振成像技术，对大脑语言功能问题进行了系统的研究，发现中国人的大脑语言区空间位置上不同于西方人的大脑语言区，并发现诊断中文阅读障碍的生物学指针。他们发现，大脑对中文的运作主要在于左侧额中回（近运动前皮层），但对英文的运作主要在于左后颞地区（近听觉皮层），主要的原因是学习阅读中文是手写练习，而学习阅读英语时是用耳朵来听。

❷ 香港大学教授高尚仁历经十多年，发表了若干实验，研究报告表明，练习书法能降低脑波活动，降低血压。将练习书法与休息状态进行比较，心搏平均慢5.5%，血压降低5%，呼吸慢34%，相比两字之间不写字的空白停留期，脑波在写字时要低11%。

认知症非药物生活方式 8：绘画中的艺术疗法

"神经病，这是小孩子的玩意儿嘛！为什么要我来做？拿走！不要来烦我！"

这是老爸在日间照护中心上绘画课时的反应，这还只是涂鸦课程。他对康复师带领的艺术治疗团体产生了抗拒情绪。在熟悉认知症患者行为的康复师小彤看来，这是"正常的"反应。她说："伊爸爸，你以前在工兵学校教很多学生绘图，一定也会绘画。可不可以再教我们一次，我们好想学，想看你画画和画线，你的画好棒！"

高帽子一戴，父亲开始神气起来，拿起桌上的蜡笔开始在画纸上涂颜色，再也不发脾气了。

其实，他发脾气隐含着三个意思。第一，他在色彩运用上一直不是很理想，所以绘画对他而言是个弱项，他想用发脾气这种方式来避免暴露自己的弱点。第二，在他的认知中，涂鸦是小朋友的游戏，叫他去涂鸦，等于将他低龄化了，把他当成了小朋友。第三，认知症精神行为症状之一是易怒及暴躁。

由于康复师看过我们写的父亲的人生故事，知道他早年毕业于陆军军官学校工兵科，在工兵学校当过教官，对建筑造桥等工程绘图十分熟悉，拿起笔画线条绝对难不倒他。

同时，她从我们对父亲的描述中知道父亲喜欢听好话，尤其是恭维他的话，所以一旦父亲乱发脾气或出现精神行为症状，她们就给他"戴高帽子"。无论是精神行为症状出现前或罹患认知症后，这一招都还蛮管用。

父亲涂鸦时，颜色都不会涂到线外，中规中矩。只是他所涂的动物或人，颜色与我们平常的认知有差别。奶牛的颜色是灰黑相间的，不同于我们常见的黑白相间。牧童的皮肤是黑色的，衣服是深咖啡色的，可能是来自非洲的牧童。甚至树的叶片也是黑色的。父亲是对黑色有偏好？还是他生性拘谨只选用最暗沉的颜色？或者他只有黑色的蜡笔？

在轻度认知症阶段，他还会跟着护理员一起做折纸，折了许多有趣的小动物。他的手工活很细，折纸活动可训练他听从指示、记忆指示、认知图案与形状及幼手能力和空间感等。从中度转向重度后，他就很难跟着做折纸了。

难怪他定期复诊进行简易心智认知测验中的折纸时，无法听从心理治疗师的话，因为他折不出心理治疗师要他做的图形。

我们每天晚上会在家里另外安排黏土活动。黏土是一种立体材料，像陶土和保丽龙。我买了一大桶不同颜色的黏土，带着父亲一起去捏各种造型，这项活动可以训练父亲的感统能力及注意力等。

感统能力是指我们的大脑通过触觉、本体感觉、前庭觉、动觉、视觉、听觉以及味觉与嗅觉所给予的信息，将所有的感统形成有意义的信息，进而做出回应。我们以为每种感觉是独立进行的，但其实，各种感觉是集体运作执行的，可以让我们知道自己悉身在何处或正在做什么样的事情。

　　因此，黏土作品或成果的完美与否，并不重要，创作过程中自我发掘、探索、接纳与人生经历联系的过程才是重点。通过黏土等艺术活动来提供一个积极的过程，从选择材料、题材、颜色和创作形式，让自我的内在力量不断得到活化。

　　艺术治疗提供了一个不具威胁性的表达方式，可以表达无法用言语来描述的感受。

照护笔记

❶ 通过艺术治疗团体，长者在感觉到团体及环境的安全之后，开始能畅所欲言，并愿意尝试新事物，让过去的遗憾或未来梦想得以补足及实现。也许过程的分享并不完全是喜悦的，但许多喜怒哀乐的回忆，都能找到合适的出口以及受人珍惜的价值感。

❷ 完美与否并不重要，并不是要让长者成为毕加索，而是让他们在创作过程中自我发掘、探索、接纳与人生经历联系的过程，这些才是重点。

❸ 通过从事艺术活动来提供一种积极的过程。从选择材料、题材、颜色和创作形式，让自我的内在力量不断活化。艺术治疗提供了一个不具威胁性的表达方式，可以表达无法用言语来描述的感受。

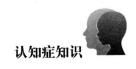

❶ 认知症非药物生活方式的活动很多，包括艺术治疗，利用艺术材料来进行表达性治疗。艺术治疗起源于英国的艺术治疗之父爱德华·亚当森。

❷ 艺术治疗介入一段时间后，可唤醒长者深藏于内心的思绪与记忆，从治疗的过程中逐渐找回心灵的意象与自我认同，以崭新的眼光看待自己，找回人性尊严，扩展原本逐渐退缩的生活空间与心灵世界。

❸ 活动的目标及功能主要在于增进表达联想、自主、操控感和成就感，提供选择的机会，提供哀悼悲伤及失落的机会，更专注，促进自我了解以及提高问题解决能力，最终达到减缓认知功能退化的目的。

认知症非药物生活方式 9：宠物生活方式

"老爸，你看大鱼生小鱼了。"

父亲兴奋地走到鱼缸前，看着自己平日里养的鱼添丁，脸上不禁露出愉悦的神情，刚刚他还在为了不想做运动的事而生气，现在话题转移，立即就忘了不愉快的事。

在父亲每天都要去的日间照护中心，有一个很大的鱼缸，引发我去落实宠物疗法的精神与意义。于是，我就前往水族馆去买了一个小型鱼缸及一些观赏用的热带鱼，希望父亲从轻度认知症开始时就养成定时喂鱼的习惯，并引导他有空时多观赏五彩缤纷的热带鱼，以稳定情绪。

我还想过再养一条狗。二十年前，家中有条喜乐蒂，天天都陪着父亲外出。但我们住的是公寓大楼，不适合养狗，也而且太太怕猫狗，虽然我很喜欢狗，甚至在街上遇到流浪狗，总会过去打个招呼。太太会说："你到底是属猪？还是狗？"最后，我只好决定养鱼。

客厅的墙上挂有一个日历及一个月历，除了每天带父亲做现实导向之用，还可以帮助父亲记录，日历用来记录喂食的时间，月历用来勾选哪天喂鱼，一方面协助父亲保持实时及短期的记忆，另一方面也希望父亲恢复有责任感的生活。

父亲发展到了重度阶段后，完全忘记了喂鱼这档事，我们也不勉强，就陪着他到鱼缸前欣赏鱼。

另外，帮助父亲进行宠物治疗的是日间照护中心每周四早上的狗医生福谷，一只纯正的拉布拉多犬。

在认知症发展到中后期，父亲因为开始用拐杖，所以变得不喜欢走路，但只要福谷医生来日间照护中心，父亲就愿意牵着他绕着日间照护中心兜圈子走上几圈，有时连拐杖都不用，那时的他专注于开心地与福谷同行，一时间想不起自己不喜欢走路或要用拐杖，但我们还是会有人跟在旁边，留意他的安全。

父亲后来发展到了重度阶段，福谷对父亲的帮助越来越多。

父亲有小中风，左边的肢体控制力较弱，我们希望加强对他左侧肢体的训练，但父亲习惯用健肢，也就是右侧的肢体。我们在宠物治疗时，就让父亲以左手帮福谷梳理它的毛，用左手丢球给福谷接，用左手将圈圈套在福谷脖子上等，以增加他左手活动的机会。

父亲平常举不起来的左手，因为想要摸摸福谷的毛而举起来；他本来不愿站起身来，也因为想要将圈圈套在福谷的脖子上而愿意站起来。

跟福谷医生空中丢球及丢饼干的最佳拍档是我们家伊爸爸，近九十岁高龄、属狗的他，每次都可以将球或饼干丢得很高，让穿着医生白袍的福谷充分展现它的才华。

父亲和福谷医生并不是一直这样保持着友好的医患关系，父亲有段时间情绪不稳定，失去自我控制能力，还打了福谷的脑袋。福谷毕竟是受过专业训练的狗医生，并没有和老爸一般见识地回咬他一口，但抱着惹不起总躲得起的态度，此后见了伊爸爸就躲得远远的。

我了解这个情况后，重新调整父亲的非药物生活方式课程，让他的情绪更稳定，肢体的肌肉逐渐强壮。后来，老爸和福谷医生逐渐又重修了旧好。

福谷医生给老爸带来了欢乐，协助他做到了减缓退化，我们非常感谢他的贡献，福谷医生应该得到"仁心仁术"以及"医术高超"的匾额，但可能只要有狗饼干，他就心满意足了。

照护笔记

❶ 了解认知症长者过往人生经历中接触和喜爱什么样的宠物，根据长者的兴趣来决定合适的宠物。

❷ 同时，需要评估长者目前的认知症病程及行动能力，如果是轻度认知障碍或者轻度认知症阶段，宠物治疗可倾向于促使长者能照顾及饲养宠物，帮助认知症长者维持工具性基本生活能力。如果选择养狗，可请长者每天带着狗出门散步，以增进长者的活动量及肢体运动。

❸ 这些都必须由家人陪在一旁观察及协助，由于认知症长者的短期记忆逐渐丧失，可能会忘记喂食或已经喂食，家人可做出一张表格或墙上挂着一个日历，当长者给宠物喂食后，自行在表格或日历上做好记录，以免宠物吃过量或饿着了。这也可以增加长者的责任感。

❹ 当长者忘记或否认已经喂食时，家人可以请长者确认表格或日历，千万不要他争辩。如果长者坚持说没喂食，想要再喂食，可减少量，或下一餐延后，适当调整即可。

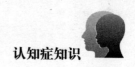

认知症知识

❶ 认知症非药物生活方式中的宠物治疗，有两个方面的好处：一方面认知症长者通过与宠物接触及互动，可增进舒适、愉悦、支持、独立感等正向情绪，减少寂寞、无望、无聊感等负面感受；另一方面，可增强长者的心肺功能和感官反应，促进社交互动，这些对降低长者认知症精神行为症状及减缓认知症的退化有正面意义。

❷ 养宠物原本是一种爱好，可以增加生活的乐趣、纾解压力和培养责任感等。欣赏水族缸中的游来游去的鱼儿，可让人平静；猫狗则人们有机会接触、关心他人。

❸ 宠物治疗可以使认知症长者的自我认知、生活满意度、精神稳定、社交能力、个人卫生、社会心理、情绪等有一定程度的改善。

❹ 宠物可以带给病患生活的动机、运动的刺激，可以作为打破冷漠、带来欢笑及与病患进行沟通的催化剂。

认知症非药物生活方式 10：园艺疗法

家中的阳台上，依旧摆着父亲喜爱的盆景，但盆景上枯黄的叶片说明父亲可能忘记了浇水。记得以前父亲每天总要给盆栽浇两次水，夏天的时候，浇水的次数可能还会增加，以免气温太高，阳光太强，盆景中的绿植会枯死。

其实，这项工作可由我们或护理员去做，但如果能让父亲恢复以往的生活习惯，固定去浇水，将有助于缓解其认知、记忆、肢体功能、现实导向功能的退化。我决定让父亲亲自浇水。

首先，我安排父亲早上做完晨间操，准备吃早餐前的时间，先陪父亲到阳台看他所栽种的盆景，然后，我们夫妻俩不约而同地说："老爸，你栽种的盆景本来好漂亮的，现在怎么变颜色了？我们一起帮它变绿好不好？"

接着，请护理员帮忙把水桶搬过来，拿了两个水瓢，给父亲一个，我拿着一个，我们一起为盆景浇水。同时，我再次与老爸进行现实导向对话："现在是八月，八月是什么季节？"我问父亲。

老爸通常会说："神经病，八月是夏天，这你都不知道，书怎么念的！"

我随即说："我好笨，连这个都不知道，还是老爸你聪明！"

高帽子给父亲戴上后，我接着说："老爸，既然是夏天，等一下换衣服去上学，我们穿保罗衫，不穿夹克了，不然太热。"

之所以这么说，是希望自己稍后在给老爸穿衣服时，他不再坚持穿夹克。我分析过，老爸过去只身在外那段时间，为了避免着凉，可能随时都带着夹克。罹患认知症后，再加上欠缺现实导向，常常无法分辨季节，所以总是穿着夹克，而且是同一件已经洗破的旧夹克。

我先让父亲在日常生活中恢复浇水的习惯，同时，在过程中与父亲进行现实导向及园艺治疗的活动。

除了父亲原有的几盆盆景，我请妻子在不同的季节买来当季的花，农历新年前的水仙，春天的杜鹃花，冬天的圣诞红等。这些季节性的花在老爸的照顾下，能让他感受到季节与生命的变化。

同时，我们周末开车带父亲去郊区的果园。我们小的时候，每逢周末，他都会带全家到果园。果园里，春天有笋子，夏天有番石榴，冬天有橘子及橙子。我们已经有二十多年没有去过了，如今旧地重游，一方面是试试怀旧疗法，另一方面是试试园艺及肢体疗法。我们开始陪他去果园爬山、摘水果和种菜。

果园的活动，使父亲的体能得到了增强。在家人的陪伴下，老爸可以从山下走到山上干农活儿，在播种、除草、浇水、为果树修剪枝叶的过程中，不时举手、伸展和下蹲等动作，使父亲手脚上的大小肌肉都得到了锻炼，平衡力和手眼协调得到了训练，对下肢肌力、心肺耐力、手指抓握精细度、走路步态稳定及身体敏捷性都有帮助。同时，可弱化精神行为症状和抑郁程度，切身感受到社会及家人支持增加，从而情绪更稳定。

重要的是，父亲在这样的情境中会主动说起以前来果园的往事，使其远期记忆得到了进一步的巩固。有一次，他对我说："上次道路不通，我们要走十多公里才能到果园，你不愿意走。结果，你一路上都是被我打着走的。"我十一岁时发生的事情，他仍然记得很清楚。

父亲在发展到重度认知症之后，我们利用季节性的花及花香来刺激他的视觉与嗅觉。但如今，我们再也没有机会陪他去果园了。想到这里，难免有些黯然神伤。

照护笔记

❶ 园艺疗法是指通过身体感官来刺激认知症长者，通过挑选过的花草植物来刺激触觉、嗅觉、视觉以及味觉等感官，使长者意识到时间和季节性的存在与变化，以增进现实导向，培养他们对环境的觉察能力。在此过程中，可鼓励认知症长者及家属去了解和处理自己的情绪与感受，以缓解焦虑与压力，进而改变护理员的思考方式及提升长者的自我认知。这些感觉须由家人或护理员主动引导长者去表达，并强调现实导向的要素，包括人、事、地、物，不要寄望于长者会主动表达。

❷ 在打理花花草草的过程中，花草的颜色、释放出的气味和外在的质感等，都能刺激人的感官，消除疲劳和减轻压力，松弛神经与释放情绪。

❸ 园艺活动可让长者从栽种步骤（依长者的能力）清楚地讲述各个步骤并按需要进行示范。在栽种过程中，长者需要做出不同程度的决策，例如花盆的大小、植物颜色的配搭、浇水的量、摆放位置、施肥的量以及如何处理虫害和修剪枝叶等。

认知症知识

❶ 在园艺活动中，例如花卉、蔬果及香草等植物的栽种、干花手工艺、花艺、治疗性园景设计等活动，有利于增强长者在社会、心理、生理和智能方向的等功能。

❷ 以植物为媒介，使认知症长者在照顾植物的过程中感受到生命的变化，增强对自我的肯定。

❸ 园艺疗法是一种辅助性的治疗方法，也是一种非药物生活方式的活动，通过实际接触和运用园艺材料来接触自然环境，从而纾解压力与恢复健康的心理。

认知症非药物生活方式 11：
中国味的芳香疗法与按摩疗法

感官的沟通，可以让认知症长者在记忆中找出可接受的、舒适的、愉悦的感受。但这是非常主观的感受，与个人所处的文化和人生经历等关系密切。气味是过程，个人的感觉和唤起记忆才是目的。

传统的芳香疗法是指运用植物精油来改善身、心、灵上的不适症状。认知症长者闻到以前熟悉的味道，会唤醒对以往的回忆，配合按摩则可以进一步稳定不安的情绪。

父亲行伍出身，对花、草、树木的味道没有强烈的记忆或偏好。他又有被迫害妄想，最不喜欢别人碰他，所以让他闻精油，让他放松并接受按摩，往往会适得其反，引起他的不安。

任何疗法都是一种概念，如何运用存乎一心。父亲对花草的香味无感，但对美食的香气却是完全没有抵抗力，于是我们就让他闻菜香。

　　扁尖笋[①]、火腿、老母鸡炖汤，那是祖母的味道。父亲一闻到这个气味，就会回忆起儿时祖母为他做菜的种种情形。带着猪油香的芋泥，是父亲每回春节必做的拿手菜。海鲜米粉是他在福州念书时打牙祭的美味。爆双脆的酸甜示，虾油的腥，这些不只是舌尖上的记忆，也是父亲嗅觉上的记忆。

　　妻子烧好一道菜之后，经常会端到父亲面前让他闻闻味道，让他猜猜是什么菜。父亲不仅能正确说出菜名，有时还会附赠做法或者关于这道菜的故事。有时，如果父亲的情绪不稳定，一杯茶，一块巧克力，都能转移他的注意力，缓和一下当时紧张的情绪。

　　有关芳香疗法的研究指出，芳香的疗效包括可以减少认知症患者的精神行为症状，帮助睡眠及增加户外活动的动机。虽然认知症患者经常伴有失去嗅觉的症状，不能接受或辨别香味，但研究显示，即使嗅觉功能受损，也未必不能从芳香疗法中获益。

　　现在的芳香辅助疗法应用于认知症合并症状的研究时，多以真正薰衣草[②]精油为主。薰衣草实际运用后带来的镇静效果

———————————

　　① 编注：上海、杭州、绍兴传统家常菜。扁尖笋由鲜竹笋或嫩竹笋在盐水中浸泡后烘干而成，制作流程可归为剥、浸、煮、烘、焖、锤、晾这七道工序，其中最重要的是烘焙，差不多要反复4次（熟笋趁热捞出，沥去水分，趁热堆在木炭焙炉上烘焙，炭火烟熏中的上品称为"焙熄"）。

　　② 编注：真正薰衣草（Lavender）以喀什米尔薰衣草为代表，生长于高海拔地区，其沉香酯和沉香醇的比例更高，气味为全世界之最，因而价位也高。可缓和愤怒、不安及负面情绪，有镇定、安眠的作用，也适合孕妇和婴幼儿。此外，还有醒目薰衣草（止痛和舒缓）和穗花薰衣草（提神和抗菌）。

也获得了一些文献的肯定。此外，百里香及黑松精油也被发现有抗乙酰胆碱酶的效果，其原理与现在治疗认知症药物的原理相同。

精油可以滴在手帕、棉花球或热水中。近年来，还有细木棒做的扩香竹，可以插入精油瓶中吸取精油来扩香。稀释的精油可用来涂抹或按摩。

抚摩可以促进心理健康和获得情绪上的满足，减轻焦虑和抑郁，对睡眠、疼痛和身体舒适性的影响已有多项研究成果可以证明。在脑认知方面，即使是语言功能受损，抚摩也能促进有意义的沟通，并且活化记忆。有人认为抚摩也可能使认知症患者放松或者减少精神行为症状或提高认知症患者的食欲，以及减少失眠及沟通方面的问题。

父亲虽然对花草的香味无感，但我们还是尝试将沾有薰衣草精油的棉花球放入他的枕头里，希望帮助他入睡，有一个意外的发现还是可以防止蚊虫的叮咬。

父亲肾功能不好，逐渐影响到了他的下肢循环，他的双腿慢慢开始出现肿胀。每晚睡前，我们让父亲先用热水泡脚，再帮他按摩，由脚到腿朝着心脏的方向按摩。刚开始的时候，父亲很不习惯，但按摩后，他觉得脚很轻松，很舒服，也就不再拒绝。不过，他的身体还是不愿意让别人碰，只要一碰到他的身体，他就很紧张，全身僵硬，会把人推开。我想，这可能与他有被害妄想有关。按摩原本是让父亲放松的，但如果效果适得其反，放弃也罢。

照护笔记

❶ 精油是西方文化中的一部分，芳香对我们中国人来说，可能会让人联想到檀香、樟脑油、桂花香、五十年前的明星花露水和食物的香味等，这些是属于中华文化的记忆。进行芳香疗法时，可掌握其精神，配合在地文化及长者的人生经历，找到合适的味道。

❷ 家人及护理员可尝试在长者吃点心的时候，此刻是长者最开心的时间，进行新的实验，趁机每次搭配不同的气味，了解长者的反应，找出长者喜爱的气味。此外，刻意产生的气味对家人及护理员也有减压的效果，可以营造出一个舒适的家庭氛围。

❸ 长者喜爱的气味，不仅可促进食欲，也能抚慰心灵与脑神经，经由嗅觉上的感官刺激，脑部功能的退化得以缓解。也可唤起对过去的记忆，达到非药物生活方式的功效。

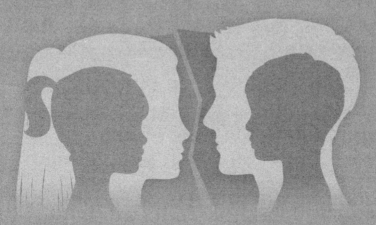

第 7 章

老爸，我们走
带认知症患者上医院

第一次挂号就上手

认知症虽然目前无法治愈，但一般长者都还有其他慢性疾病，也就是多重共病，需要定期到医院就诊。既然必须定期看医生，同时，国家医保局已经开始推动长期护理保险制度等试行办法，我们就必须对这个制度下的就医环境及医院有所认识，帮助长者及家人顺利就医，及时取得医疗上的协助与服务，这是一门必修课。

过去五十多年来，父亲都以台北荣民总医院为主要就医机构。在我开始照护他的时候，我就上网研究就医过程及就医环境，以便节省就医时间，尽早达到就医效果。

首先是挂号，第一次预约挂号最困难。

名医通常很难挂到号，即使台北荣民总医院的线上预约挂号可提前二十七天。名医的名字下方经常出现"额满"两个字。如果还是希望能挂上号，就得在第二十七天前的晚上十二点等在电脑前，手握着鼠标准备点进去；或者，当天一早到医院排队挂号，这就是所谓的提前。有人是清晨四五点钟就去医院排队，守在挂号收费柜台先抽"挂号号码单"，等到七点四十分依序办理挂号，直到额满为止。台大医院也一样。如果已经额满，在当天上午五点四十分起，先到挂号收费柜台抽"挂号号码单"，等到七点四十五分依序办理挂号，额满为止。

只要能挂进一次，就诊后医生就会在完诊前将下次预约时间及号码与领药单、缴费单一起交给我们，接下来我们就不用那么辛苦地抢挂号了。

目前，大部分医院都可以通过互联网预约挂号，比如北京协和医院、北大六院、上海中山医院、上海华山医院等，认知症领域比较有名气的北京宣武医院、上海市精神卫生中心等，如果通过线上尽早提前预约，可以挂上号。有些抢手的医生可能需要守在屏幕前等着放号的瞬间抢号或者等待线上候补预约或者挂特需号。

候诊对家人及护理员有时也有困扰，因为认知症长者会久候不耐，躁动，会出现游走等精神行为症状。现在，有些医院可以连网查询看诊进度，可以预估可能的看诊及交通的时间，确定了时间再出门，提前到达医院后，可先找一个适合长者的环境休息一下或让长者做一些平日熟悉的游戏。通过手机上网确认看诊进度，到点再带着长者前往诊室。

就诊前，最好先拟定准备要问医生的问题，让医生了解长者这段时间的服药情况、健康状况、精神行为症状类型与频率，照护上的问题等也都预先写好，供医生参考。

有的名医一次门诊往往要接待上百位患者，平均分给每位患者的时间有限，所以一定要事先准备好问题，以便向医生请教。如果等医生来问，可能无法问到个别或特殊的问题。

　　此外，名医往往经过长期临床的努力才获得了如此多患者及其家属的支持。一旦患者增多，就无法提供较多的时间给每一位患者，但与此同时，也有许多年轻认真的医生有门诊空缺。这种情况下，可同时挂两位医生，一位临床经验十分丰富的医生，另一位年轻认真的医生。虽然后者临床经验没有前者丰富，但后者愿意花比较多的时间来解释与协助家人在医疗与照护上遇到的问题。

　　我的父亲在荣民总医院挂的医生中，一位是神经内科的资深医生，高龄医学门诊，另一位是以神经内科为专长的年轻医生，前者以其经验为父亲解决特殊状况，门诊时间平均在五分钟之内。后者则是答复我在医疗及照护上遇到的所有问题，门诊时间平均是二十到三十分钟。

　　我们要善于运用高龄医学门诊或老人综合门诊。老人普遍都有两种以上的慢性疾病，身体功能逐渐衰退，往往需要看多种不同科别的门诊。以我父亲的状况来说，他的肾脏及心脏都有问题，下肢有水肿。肾脏科医生说，不是他的问题，是心脏科的事，心脏科医生则说，心脏没问题，是肾脏科的事，我们就成了皮球，被踢来踢去。最后，我们到高龄医学门诊之后，他们在会诊相关科别的专科医生之后为我们提供医疗服务。

　　父亲到了重度阶段后，逐渐失语，无法表达自己的状况，完全依赖于我们日常的观察。为避免照护上的疏忽，我们每次门诊都请医生先开单查血验尿，在父亲门诊前两天就先去检验。虽然多去了一趟医院，但相对来说，门诊当天医生开单检

验，待在医院等结果后再进门诊所耗费的时间，我宁愿选择前
者：提前检验，门诊时直接带上检验结果，让医生判读及诊
疗。每一位带长者上医院的家人，都可以参考我们的这个
经验。

照护笔记

❶ 就医前的准备十分重要。对家人来说，是必备的功课。日常要为长者记录生命征象：血压、脉搏、呼吸次数、心跳等以及精神行为症状出现的前因、状况、频率等。

❷ 每次就诊时，先量血压和脉搏，让医生有充足的信息进行诊断。

❸ 非药物生活方式是长者日常的规律化活动，即使到医院就医，在候诊时都可以持续请长者进行活动，以便降低精神行为症状及久候的后遗症。

老爸的 VIP 病历表：长者医疗信息

　　医生每天要接诊近百号不同背景的患者，所以要求医生在短短几分钟内就看完长者过去五六十年的病历，确实是有困难的，就算不是全部病历，只看近期的病历，也有挑战。如果家人能先准备好长者的医疗相关信息，有助于医生直接掌握并响应长者的医疗需求。

　　主要针对初诊的医生及住院时的护士建档。如果是定期复诊的医生，家人要提供过去的医疗信息，如未提供，也可提供一份给医生归档；对于定期复诊的医生，则重点聚焦于上次看诊后有哪些变化及医疗与护理上的问题。

　　每次父亲住院，父亲进入病房之后，护士都会过来询问患者的医疗基本信息，这对认知症长者来说是很困难的事，或者说他们根本无法配合，因为他们的记忆功能受损，有些甚至是"鸡同鸭讲"，让人一个头两个大，此时，家属就特别重要。

　　我先以口头方式向护士提供父亲的医疗基本信息，再回答他们提出的特殊性或个别性的问题。我会让他知道父亲住院时的需求、认知症的精神行为症状可能会出现的状况、我们如何配合住院期间的照护以及如何提供非药物生活方式的活动等。最后，提供一份父亲的医疗信息及药物清单给护士，供他们查询与了解。

　　我刚开始照顾父亲时，就建立了一个医疗信息档案，正所谓"工欲善其事、必先利其器"。

　　我先回忆父亲过去有哪些重大疾病或开刀、住院等历史，再根据父亲目前的医疗需求来建立架构。

　　接着与父亲聊天，希望从他的记忆中了解他过往的病史，当然，这也是进行认知与记忆训练，这些对他自己来说是都是重要的记忆，且大多是远期记忆。

　　最后，到医院病历室，申请父亲重要的病历内容及最近的影像医学记录，例如脑部核磁共振成像。回家后，将这些信息汇总到电脑上父亲的医疗信息档案中。

　　父亲的医疗信息档案里包括疾病名称或类型与以前做过哪些手术、该科初诊的时间、医院、医生姓名、曾经或正在服用药物的名称及剂量、未再持续看诊的原因等。

　　此外，我也建立了父亲的药物清单，首先，列出会过敏的药物名称、何时发生、产生症状。接着，说明父亲正在服用的药物：药物名称、服用剂量、何时开始服用、服用方式、使用药物原因、发生的副作用、是否有禁忌、开药的医院、科别及医生姓名。

　　这个药物清单还包括父亲服用的保健食品内容及方式等信息。例如父亲服用过银杏、鱼油、维生素 E、B 族维生素、银发族复合维生素、蔓越莓①精华锭、表飞鸣（乳酶生）等，我们会在清单上提供保健食品名称、服用剂量、服用方式、使用原因、是否有改善症状以及何时开始服用等信息。

如果平日有记录照护日志的习惯，就医时可提供长者最近一段期间生命征象的记录，包括血压、脉搏和心跳等，如果是糖尿病患者，则须加上血糖的数值。现在有云端照护，这些数值如果在云端，更方便提取与整理。

当然，这些医疗信息必须定期更新，让信息保持最新，正确的内容，有助于医疗人员进行有效的医疗服务。

---

① 编注：蔓越莓中含有花青素，有利尿解毒、美容养颜、抗氧化、保护心血管等功效。适当进食可增强免疫力，预防泌尿系统感染。还含有大量生物黄酮，可强烈抵抗自由基，可预防衰老，可预防认知症。此外，它的黏附机制可将幽门螺旋杆菌黏附在胃壁上，因而可减少胃膜感染、胃溃疡和肠道溃疡及胃癌的风险。

照护笔记

❶ 建立医疗信息时，基本上要包括病史及药物清单。

❷ 建立医疗信息时，刚开始会比较辛苦，一旦建立后，定期更新就比较轻松，重要的是，这对长者就医上有很大的帮助。

❸ 长者的医疗信息可存放在电脑及智能手机中，一旦需要，可立即提供给医疗人员参考与运用，这对长者的健康状态维护是有帮助的。

就诊时可能面对的问题

到医院看医生似乎是很简单的事，但对认知症长者，因个人背景、人生经历、病程和精神行为症状等不同，在医院内可能出现的状况也不完全一样，不出状况能顺利完成就医过程，那真的是很幸运。2021 年新冠肺炎疫情阶段，医院有着不同的规定，如健康码等，都需要家属事先了解和准备。

我这里提出曾经发生在医院中的各种状况，供家人及护理员借鉴并提前防范。

游走：大医院的门诊、验血及验尿检验室、X 光室、缴费、取药等可能在不同的大楼或楼层，都需要排队，如果认知症长者有游走的精神行为症状，一到医院就必须小心长者的行动，最好不要让他离开自己的视线。如果能让长者配戴有 GPS 卫星定位功能的手表或行动装置，还可以依靠卫星定位快速找到长者。

被害妄想：部分认知症长者面对抽血、打针、肠镜、胃镜甚至于眼科、牙科、耳鼻喉科等，可能因为被害妄想的精神行为症状而无法配合医护检验人员的要求。例如，检验人员抽血时，长者会以身体抗拒，致使检验人员扎针时无法准确找到血管；眼科检验时，长者的眼睛不配合张开或眼皮一直跳动；牙科检查牙齿时，长者的嘴巴根本不愿睁开，或者总算配合张开检查，当医生的仪器进入嘴巴后，会快速去咬医生的手或仪器（我父亲就曾经这样）；至于大肠镜和胃镜等，一般人是局部麻醉，认知症的长者如果一定要进行这类检查，往往需要全身麻醉，但这对心脏功能欠佳及认知症长者有副作用。

父亲发展到重度后，在抽血和打针方面出现了无法配合的状况。我们先与检验或医护人员沟通，请他们先做好准备，然后哄着父亲，让他转移注意力，同时给他戴上口罩，我们紧紧抓住他的肢体并将他的视线转向别处，让或医护人员以最短的时间完成抽血动作。父亲往往还是不高兴并挣扎，当动作完成后，我们立即拿出父亲喜爱的饼干点心，让他转换一下心情。

后来，我们不得不给父亲戴上口罩。当父亲的肢体无法活动且头也不能动时，他会吐口水来表示抗拒，吐到我的脸上或身上，于我，擦掉就好了。但若是吐到或医护人员脸上或身上，就麻烦大了，所以固定抓住他的肢体并给他戴上口罩，真的是不得已。

父亲住院时，护士每天都要抽血，我特别跟护士说事先告诉我具体时间的话，我可以在一旁配合与协助。有一回，有位护士自认她可以胜任，就没告诉我，那天我刚好也不在病房。结果，护士扎了很多次都没有能够成功抽到血，脸上及身上都是父亲吐的口水，当然，父亲手臂上也平白多扎了些针孔。

拍 X 光片时，我一定会请检验人员给我铅衣，我会穿上铅衣陪着父亲一起拍片，让他有安全感。至于验尿部分，我们先在家准备装尿液的试管，尽可能先在家收集尿液，只要让父亲觉得不是在尿检，他都会配合的。

照护笔记

❶ 可事先准备好长者喜爱的食物，就医时，可用来转移长者的注意力及避免他躁动不安。

❷ 可带长者喜爱的游戏或物品（毛绒玩具）到医院，一旦长者躁动，可以用来使其情绪稳定。

❸ 家人及护理员在言语安慰及肢体上抚慰，都可让长者有安全感，从而在情绪上稳定下来。

住院、手术及避免谵妄

到医院就医，理论上患者会逐渐康复，但认知症患者因为认知功能退化及有精神行为症状等问题，住院及开刀时，如果未能提供适当的照护，反而可能会加速认知症的退化，家人及护理员应更加留意照护技巧与方法，持续提供现实导向及非药物生活方式的活动，尤其要避免谵妄，因为急性谵妄是可能致命的。

认知症长者是否要接受手术呢？对此，部分家属采取比较保守的态度，他们认为，如果要进行手术，势必要进行疼痛管理，也就是打麻醉药。麻醉药对认知症长者的风险高于一般长者，包括认知功能退化、谵妄等，所以，对于不会立即影响到长者生命的手术，尽量避免，建议咨询之前问诊的神经内科和精神科医生。

在住院期间，照护认知症长者时，常见的问题是晚上不睡觉，甚至吵闹，使得邻床的病患或隔壁病房的患者无法入睡。过去，医护人员常用的方式是提供"化学性的约束"，也就是给予抗精神性药物，这都是有副作用的。晚上不睡觉，除了生理上的因素，大多是因为白天都在睡，这样一来，晚上自然睡不着。

传统的观念与做法一般是住院期间或开刀后，多休养，换言之，就是多卧床休息，但这对认知症长者不太适宜，适当的休养固然必要，但家人的陪伴与关怀及现实导向、非药物生活方式的活动更应该及时跟上，一方面可加速康复，另一方面可减轻精神行为的症状及谵妄，以免加速认知功能的退化。

如果父亲要住院，我们会先将他熟悉的物品，包括枕头、相片、非药物生活方式的游戏甚至平常盖的被子等带去病房，除了有护理员在一旁陪伴，我及妻子也都在医院陪着，我们会跟父亲多讲些家里最重要与快乐的事，讲的时候会紧握着父亲的手，用他熟悉的声音在他耳边低声说些故事，逗他笑，让他能回到现实环境与时空中，从而减少或避免谵妄的可能。

当父亲可以坐起身而且体力逐渐恢复之后，我们将平日进行的各种非药物生活方式的活动一一拿出陪着他一起玩，从拼图、七巧板、连连看、到看图说故事等，让父亲白天有事做，就像居家或在日间照护中心一样的日常活动安排，以免他躁动及认知进一步退化。

很快，病房的护理员都认识了我们。很少有病房的护理员会主动提供非药物生活方式的活动给住院的认知症长者，她们并不是不懂，而是忙不过来。

谵妄是一种急性发生的症状，会突然搞不清楚人、时、地或者昼夜颠倒、注意力不集中、出现幻觉等症状，且病情起伏不定，一会儿意识混淆，一会儿意识清楚，比意识模糊更为严重。

谵妄有以下特征。

- 意识水平降低，有定向障碍。

- 常有精神运动性兴奋。

- 有幻觉或错觉，尤其以幻视较常见。

谵妄不是精神疾病，通常是生理上的异常所造成的，可能的起因包括手术对心理与生理所造成的压力、疼痛及治疗疼痛管理的麻醉药物、手术中造成的失血、感染（肺炎和泌尿系统感染等）、代谢异常（像是肝功能或肾功能异常）、电解质紊乱[①]、营养不良、缺水及失眠等。如果生理性的异常没有解决，病人会持续有谵妄的现象。

研究显示，接受大型手术的病人比较容易发生谵妄，例如髋骨骨折手术中，发生率大约有 30% 到 50%；接受心脏手术也七到八成的病人，会有谵妄的现象。如果病人在六十五岁以上、男性、行动力不好、营养不好、原本就有很多内科的疾病、服用多种药物、原本就有认知症、过去有谵妄的病史或有酒瘾问题等，在手术后产生谵妄的风险更大。

除了手术，住在加护病房的病人也常见这种情形，因此谵妄也称为重症监护室（ICU）综合征。可能的原因包括服用多种药物的影响以及加护病房的照明造成昼夜感觉失调。

如果父亲必须进行手术，我会先向主治医生说明父亲认知症的症状以及为了避免谵妄而请医生同意并协助安排我在父亲

---

① 编注：主要是指血浆的一些离子出现了异常，常见有钠水平（低钠血症，高钠血症）、钾水平（低钾血症、高钾血症）和钙水平（低钙血症、高钙血症）失衡。常见的电解质包括钠、钾、氯化物、镁和磷酸盐等。

完成手术后可以进入恢复室，在父亲的麻醉药消退之前，允许我待在手术恢复室里陪伴父亲。我会紧握他的手，在他耳边说他熟悉的事，当他一睁开眼睛，我就立即看着他的眼睛说话，还拿出他熟悉的照片给他看，让他的认知及意识能回到现实，给予他心理支持，让他有安全感。

无论父亲住院或待在家中，都未发生过谵妄。我不知道是否是因为我们所做的现实导向及非药物生活方式，但至少，我们努力做过预防。

照护笔记

❶ 认知症长者一旦住进病房，照护责任就并不全然属于医院的护理员，家人更需要配合进行照护，尤其是现实导向及非药物生活方式的活动。

❷ 白天尽量打开病房的窗户，拉开窗帘，让太阳晒进室内。当长者可坐轮椅或走路时，白天可到户外走走，做一些简易的活动，让长者白天少睡觉，以便晚上更容易入眠。

❸ 如果医护人员同意家人可进加护病房或手术恢复室陪伴长者，我们更应该遵守规定，尤其要关掉电话，避免影响病房中的医疗仪器，协助长者建立安全感及稳定情绪。

认知症知识

❶ 认知症长者因为住进病房或加护病房而对周遭环境与人感到陌生与恐惧，再加上可能感染与电解质不平衡等问题，容易产生谵妄。

❷ 谵妄通常是一种短暂现象，一般在谵妄起因解决后的三到七天后消失，但也可能拖到一个月以上，具体要看病人本身的生理状况。只要把生理性因素移除，大部分病人通常可以完全恢复正常。只有少数原发性生理病因无法解决的老年病患，谵妄会反复发作。

❸ 谵妄是老年人最常见的术后并发症，会导致高龄患者功能下降、失能以及死亡率提高。谵妄与认知症的幻觉等精神行为症状不同，谵妄是急性、可逆转的，认知症的是渐进、不可逆转的。

❹ 临床研究发现，谵妄患者治愈之后，一年后的死亡率约为35%到40%，认知功能的退化会加快三倍，增加长者再次住院治疗的概率，如果原来没有认知症，则更有可能出现认知症。

是时候选择养老机构了吗

我们一直是自己照顾父亲，如果要问我们是否想过送他去机构及为什么最后没送去二十四小时康养机构？最简单的答案是，想过，但舍不得！因为他是我们夫妻俩唯一的家人。

我们参观过几家被政府及媒体评定为特优的养老机构。离开这几家机构的时候，我们夫妻俩双双落泪，异口同声地表示，绝不送老爸去这样的机构。

但这并不表示送机构接受专业照护不对，每个家庭都有各自的条件与状况，各自有适当的选择，没有绝对的对与错。

我们为什么舍不得送老爸去机构呢？

因为老爸的个性固执、刚强。他都已有被遗弃妄想，如果到机构后，再不配合护理员的照顾，很容易躁动甚至打人，就得接受物理性（约束带）及化学性（抗精神性药物）约束，那是我们最不愿意见到的。

再进一步讲，老爸拒食时，机构采取的做法是以鼻饲管来管灌喂食，这样一来，老爸肯定会抗拒，导致问题进一步恶化，严重影响到他的健康。哪一个机构会提供不同的食物，花几个小时耐心地尝试让拒食的认知症长者愿意进食？他拒食时，会将食物吐在地上、吐在人的脸上和身上。这样的情形，护理员愿意接受吗？我们总能找到办法来克服老爸的拒食，所以他从未用过鼻饲管进食。

再其次，机构的照护人力不足，能提供个性化非药物生活方式的微乎其微，更遑论这些护理员懂多少非药物生活方式的精神与内容。

其实，我也花时间和精力研究过长照制度与养老机构。

目前认知症专业照护机构的照护比，按规定是一比三，也就是一位护理员要照护三位认知症长者，许多养老机构基于成本考虑会聘请外籍看护，护理员的认知症专业照护知识是否足够，是关键之一。

从这些数据和实际情况来考虑，如果家人考虑要送认知症长者入住机构，先要思考何时该送以及如何选择合适的机构。这些都需要如何提前规划与安排。

一般而言，当家人照护人力不足，照护知识不足，长者精神行为症状已经让家庭无法承受，已有家人的健康出现问题，比如抑郁，家庭成员对照护有分歧并已经有冲突等，可考虑长者照护质量与家庭和谐与健康关系中取得平衡，利用日间照护中心和居家照护等服务或聘请护理员，或送长者到机构，这些都是可以选择的方案。

无论怎样选择，都需要提前规划与安排，因为需要时间去排队等候，并不是我们希望入住机构就能立刻如愿入住的。

好的日间照护中心与康养机构，等候名单都很长；居家服务人员本来就是僧多粥少，懂得护理认知症长者的护理员更是寥寥无几。

我帮老爸选择照护中心的经验和心得记录与整理如下。当家人决定送认知症长者到机构接受照护时，可以参考以下因素。

- 护理员是否接受过认知症照护专项训练？
- 机构是否提供长者非药物生活方式的活动。
- 机构的照护比例。在台湾认知症专区是一比三，一位护理员照护三位认知症患者，这与照护质量息息相关。
- 机构是否允许布置私人空间？
- 机构对护理所采取的方式是大团体还是小团体？
- 机构在医疗、康复治疗、药师、营养师等专业人员采用何种方式合作以及多久提供一次专业服务？
- 机构活动空间是否足够？
- 机构提供的餐饮卫生条件与内容如何？
- 机构对长者的个人卫生处理方式，包括盥洗、饭后刷牙、洗澡等方式与次数。
- 机构对换尿布和翻身等的处理方式，这会影响到皮肤及是否会产生压伤（过去称为"褥疮"）。

　　家人可以在不同时间前往机构进行实地观察和了解，也可向已入住的家属了解，也可听听照护员的心声，即使将长者送到机构去照护，家人最好也经常前往探视，为长者提供心理上的支持与慰藉。

照护笔记

❶ 被评为优良的认知症护理机构，等候名单上往往有不少的人。可以先登记，再与家人进一步了解。

❷ 在长者处于轻度认知症阶段时，如果能自己做决定，可以问问他个人对未来照护方式的意见。

❸ 即使将长者送到机构接受照护，并不代表家人就完全放手，家人还是可以每天前往探望，给长者提供心理支持与非药物生活方式的活动。

❹ 避免长者有被遗弃的妄想，在刚送长者前往机构入住的阶段，可每天长时间在一旁陪伴，协助长者习惯新的环境和结交新的朋友。

❺ 避免长者在新的环境中出现更多精神行为症状，家人可将长者的个人物品与熟悉的物品一起带到机构并且前往布置，减少长者的陌生感，让他们不至于害怕。

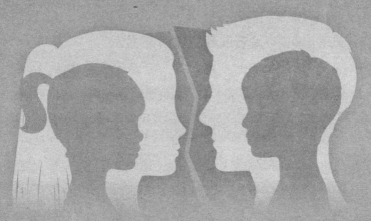

第 8 章

永别了，老爸
必须面对的安宁疗护和准备

签署放弃急救同意书

那天早上，父亲用完早餐，刷完牙，刚在便盆椅上完大号，我在他的后方帮助他。平常我帮他擦的时候，他都会叫，可是那一天，他突然完全不出声，我立即察觉到有异样。但不曾料到的是，父亲居然是停止了呼吸，我赶紧让父亲平躺到地上，赶紧先为他做心肺复苏，并叫妻子拨打急救电话。

三分钟后，救护车到了，我让救护人员接手做心肺复苏术（CPR），同时，他们也用上了自动体外除颤仪。紧接着，救护车送父亲到邻近的荣民总医院急诊室，医生与护理员立即接手，并问我是否同意插管。

事情真的来得非常突然，我几乎没有时间思考，我做过多种可能的沙盘推演，但万万没想到竟然是这个场景。我当下还在犹豫不决，想打电话给父亲平日在医院里就诊的主治医生向他请教，同时急诊室医生没时间等我回答，已经开始插管急救。

父亲的心电图马上恢复跳动，这些操作的目的是通过仪器来使父亲维持生命体征。

熟悉父亲病情的主治医生赶来急诊室，了解状况后，告诉我机会不大，即使救回来，接下来可能都离不开呼吸机，许多身体功能都已经因为缺氧而受损，父亲的肾脏本来就不好，极有可能还要透析。

但现在已经插管，也无法改变现状了。

父亲毫无意识地躺在病床上，他的身上插着许多管子。看到这个场景，我真的好难过，为什么我还要让父亲遭受这些罪呢？

经过一个多小时的急救，急诊室的护理员告诉我已安排加护病房，要将我的父亲转入加护病房继续靠这些仪器来维持生命体征，看是否有机会好转。

因为是加护病房，家属一天只有两次探望时间，所以我们只好先回家等着，但我心里明白，父亲这次的机会不大。

回家前，我再次向加护病房的医生请教父亲的现状及未来可能的发展。回家后，我先打电话给父亲的侄女，让她知道父亲现在的情况，她还安慰我，过去每一次父亲住院都能在我们全力细心的照顾下转危为安，她相信这一次父亲也不会有问题。

但是，我心里更难过，是我没照护好他，如今只能告诉她加护病房的开放时间，如果她的时间允许，愿意来看父亲的话，可以来看看他。

我有一句话始终哽在心里说不出口，我想说再不来看的话，可能再也看不到了。但最后，我终究没有能说出口。

　　我待在家中，开始准备向父亲做最后的告别。我知道，人最后消失的是听觉，我相信父亲会给我机会，听我的忏悔，听我说"谢谢你给我机会做你的儿子。"听我说"我来生有机会，还希望再作你的儿子，我会更努力做个好儿子，在照顾父亲时，我会更严谨与仔细，我不会再犯过去所犯下的错误……"

　　回到医院加护病房后，我为父亲签下拒绝急救同意书，也就是当父亲心跳血压下降时，我们同意医生不再施打强心剂或采取其他急救措施。

　　那天凌晨三点，护理员打电话给我们，希望我们赶快到医院见父亲最后一面。赶到医院后，我紧握着他的手，如同以往他每次住院时给他做现实导向一样。但这一次，不再是帮父亲进行现实导向，而是我们要面对现实，不再让父亲受苦受罪。

　　我将准备好的话在他耳边说给他听，父亲竟然血压回升，或许他是接受了我的忏悔。

　　当天下午五点二十六分，父亲非常安详地离开。

　　我们在护理员的同意下，亲自为父亲做最后一次清洁工作，给他穿上干净的衣服，让他启程去与母亲会合。

　　那一天，正好是我的生日，五十三年前的同一天，母亲生下了我，我的父亲第一次看到我。

照护笔记

❶ 认知症长者到了极重度甚至在中度或重度阶段，家人可考虑是否需要先签署"拒绝急救同意书"。在长者失去认知及记忆功能的情况下，如果发生严重状况，可能会变成植物人，要靠机器维生，是否让长者受那种痛苦以及家庭是否可以长期接受这种压力，都需要事前想清楚。

❷ 听觉是我们人类最后丧失的知觉，可事先写下想要告诉长者的话，当长者临终时，在他耳边述说，让他安详而平静地离去。

❸ 如果告别是迟早的事，就要事先做好准备，以免事到临头手忙脚乱。要以长者不再受罪并维持他作为人的尊严为首要考虑因素。

❹ 长者发展到重度认知症阶段之后，家人及护理员可开始使用安宁疗护的精神来照顾病人，做好心理准备，面对可能遭遇的问题。虽然无法准确预测病人生命还有多长，但可以让他们活得有尊严，有质量，使长者及家属都不留遗憾！

❺ 心肺复苏术（CPR）是一种救助心搏骤停病患的急救措施，通过人工保持脑功能直到自然呼吸和血液循环恢复。心肺复苏术并非单一的技术，它包含一系列评估及行动。

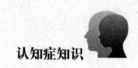

认知症知识

❶ 2009 年《新英格兰医学杂志》讨论了末期认知症病人的病程及表现。研究涉及波士顿附近 22 家护理机构 323 位极重度认知症患者在 18 个月之内的病程变化，病人平均年龄为 85.3 岁。

有 54.8% 的病人在 18 个月内死亡，其中近 25% 的病人在 6 个月内死亡，但若有过发烧、感染或进食问题，40% 至 50% 的病人会在半年内死亡。其实，极重度已卧床的认知症病人，若开始出现发烧、感染或进食问题，可考虑是否要接受安宁疗护。

❷ 有关鼻饲管，近年来国外研究结果显示，鼻饲管并未减少胃酸逆流和吸入性肺炎的机会，也没有明显改善营养状况，同时也并没有增加存活率，所以目前国外已经不建议给末期认知症病患采用鼻饲管喂食方式，而是改用舒适喂食，以少量多餐或准备可以用手拿的小型食物（拇指大小）来喂患者，如果呛到或暂时不想吃，也不勉强。

❸ 关于抗生素治疗，2009 年有一篇文章介绍了对荷兰赡养中心认知症病人所做的研究。研究人员观察到，559 位病人死于肺炎和 166 人死于进食问题。死于肺炎的不适程度高于有进食问题的，使用抗生素的死前舒适度较高。在认知症安宁疗护中，可以考虑适度的抗生素治疗。

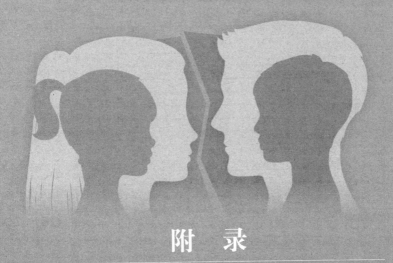

附 录

日常生活基本功能（ADL）：巴氏指数评定量表

项目	评定内容	标准	得分
进食	可独立进食	10	
	需部分帮助	5	
	需极大帮助或完全依赖他人	0	
洗澡	准备好洗澡水后，可自己独立完成	5	
	在洗澡过程中需他人帮助	0	
修饰	可自己独立完成	5	
	需他人帮助	0	
穿衣	可独立完成	10	
	需部分帮助(能自己穿或脱，但需他人帮助整理衣物，系扣子，拉拉链，系鞋带等)	5	
	需极大帮助或完全依赖他人	0	
控制大便	可控制大便	10	
	偶尔失控	5	
	完全失控	0	
控制小便	可控制小便	10	
	偶尔失控	5	
	完全失控	0	
如厕	可独立完成	10	
	需部分帮助(需他人搀扶，需他人帮忙冲水或整理衣裤等)	5	
	需极大帮助或完全依赖他人	0	
床椅转移	可独立完成	15	
	需部分帮助(需他人搀扶或使用拐杖)	10	
	需极大帮助(较大程度上依赖他人搀扶和帮助)	5	
	完全依赖他人	0	
平地行走	可独立在平地上行走 45m	15	
	需部分帮助(需他人搀扶，或使用拐杖、助行器等辅助用具)	10	
	需极大帮助(行走时较大程度上依赖他人搀扶，或坐在轮椅上自行在平地上移动)	5	
	完全依赖他人	0	
上下楼梯	可独立在平地上行走 45m	10	
	部分帮助(需扶楼梯、他人搀扶，或使用拐杖等)	5	
	需极大帮助或完全依赖他人	0	
评定者：	评定日期：	总分：	

重度依赖　0—40分　　完全不能自理，全部需要他人照护　（一级护理）
中度依赖　59—41分　　部分不能自理，大部分需他人照护　（二级护理）
轻度依赖　60—99分　　极少部分不能自理，部分需他人照护（三级护理）
无需依赖　100分　　　完全自理，无需他人照护　　　　　　（三级护理）

工具性日常生活活动能力（IADL）（以最近一个月的表现为准）

1. 上街购物 【□ 不适用（勾选"不适用"者，此项分数视为满分）】
□3. 独立完成所有购物需求　　□2. 独立购买日常生活用品
□1. 每一次上街购物都需要有人　□0. 完全不会上街购物
（勾选 1. 或 0. 者，列为失能项目。）

2. 外出活动 【□ 不适用（勾选"不适用"者，此项分数视为满分）】
□4. 能够自己开车、骑车　　□3. 能够自己搭乘大众运输工具
□2. 能够自己搭乘出租车但不会搭乘大众运输工具　□1. 当有人陪同可搭出租车或大众运输工具
□0. 完全不能出门
（勾选 1. 或 0. 者，列为失能项目。）

3. 食物烹调 【□ 不适用（勾选"不适用"者，此项分数视为满分）】
□3. 能独立计划、烹煮和摆设一顿适当的饭菜　□2. 如果准备好一切佐料，会做一顿适当的饭菜
□1. 会将已做好的饭菜加热　□0. 需要别人把饭菜煮好、摆好
（勾选 0. 者，列为失能项目。）

4. 家务维持 【□ 不适用（勾选"不适用"者，此项分数视为满分）】
□4. 能做较繁重的家事或需偶尔家事协助（如搬动沙发、擦地板、洗窗户）
□3. 能做较简单的家事，如洗碗、铺床、迭被　□2. 能做家事，但不能达到可被接受的整洁程度
□1. 所有的家事都需要别人协助　□0. 完全不会做家事
（勾选 1. 或 0. 者，列为失能项目。）

5. 洗衣服 【□ 不适用（勾选"不适用"者，此项分数视为满分）】
□2. 自己清洗所有衣物　□1. 只清洗小件衣物　□0. 完全依赖他人
（勾选 0. 者，列为失能项目。）

6. 使用电话的能力 【□ 不适用（勾选"不适用"者，此项分数视为满分）】
□3. 独立使用电话，含查电话簿、拨号等　□2. 仅可拨熟悉的电话号码
□1. 仅会接电话，不会拨电话　□0. 完全不会使用电话
（勾选 1. 或 0. 者，列为失能项目。）

7. 服用药物 【□ 不适用（勾选"不适用"者，此项分数视为满分）】
□3. 能自己负责在正确的时间用正确的药物　□2. 需要提醒或少许协助
□1. 如果事先准备好服用的药物份量，可自行服用　□0. 不能自己服用药物
（勾选 1. 或 0. 者，列为失能项目。）

8. 处理财务能力 【□ 不适用（勾选"不适用"者，此项分数视为满分）】
□2. 可以独立处理财务　□1. 可以处理日常的购买，但需要别人协助　□0. 不能处理钱财
（勾选 0. 者，列为失能项目。）

（注：上街购物、外出活动、食物烹调、家务维持、洗衣服等五项中有三项以上需要协助者即为轻度失能）